セルフコーチング

毎日を
ごきげんに
する方法✦

Enjoy Working 篇

井上 和 著
Kazu Inoue

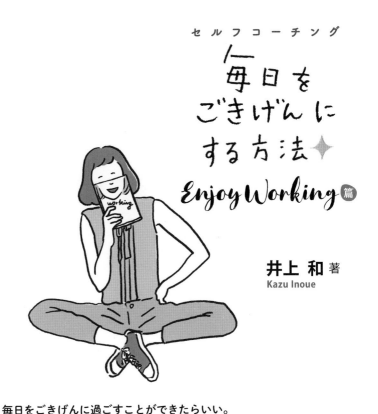

毎日をごきげんに過ごすことができたらいい。

いつも笑っていられたらいい。

多少辛いことがあっても、ちょっと落ち込んで、

そして動き出せたらいい。誰かに支えてもらえたらいい。

誰かを勇気づけたり元気づけたりできていたらいい。

ここには毎日をごきげんに過ごすためのヒントがあります。

Dd デンタルダイヤモンド社

推薦の言葉 ✦

この本はいろいろな不思議が込められている。

不思議その1

読んでいるうちに自分が誰だったかを忘れてしまう。

あるページでは、「そうだよ。そういうふうに言われれば俺だってフロスをやる気になるのに」と患者の立場で読んでいたはずなのに、「そうだよ。よく書いてくれた。ここをうちのスタッフにもぜひ読ませたい」といつの間にか歯科医師の目線で読んでいる。ところで、書いている和さんは歯科衛生士だっけ？

不思議その2

どこから読み出してもいい。結局全部読みたくなる。そんな本なのだ。

診療の合間に夢中になって読んでいたら、診療室から呼ばれた。後ろ髪をひかれる思いで診療してから、また本に戻ることになる。

今度は、なんとなく興味を惹かれるタイトルのページを開いて読む。やっぱり引き込まれた。「うん。そうだ、そうだ」、「同じこと思っていたよ！」とまたのめり込んでその場を離れられなくなる。

不思議その3

あなたが新人でもベテランでも、この本のどこかに必ず答えがある。

「あーあ、またやっちゃった」、「この本、読んでみて」

「あーあ、あの子には頭にきちゃうわ」、「この本、読んでみて」

「このごろスランプなんだ」、「この本、読んでみて」

「やったー！　私をほめてあげたいわ」、「そんなときこそ、この本、読んでみて」

10年後には、先生にも、同僚にも、患者さんにも慕われるすばらしい歯科衛生士になりたいあなたにこそ、バイブルとして枕元においてほしい。

できたら、メモが脇にあるともっといい。なんでもいい。気に入った格言、ことわざ、ツボにはまったフレーズ、単語を書いてみて。それを座右の銘として、ポケットに入れておいて時々開けてほしい。

2020年2月
谷口威夫　長野県・谷口歯科医院

はじめに 🌱

　『月刊DHstyle』に10年間連載をしたコラムを本にまとめました。10年というと、生まれたばかりの子が大きくなって、初めての恋をするくらいの期間です。大変でしたねってよく言われますが、驚くこと、感動すること、初めて知ることなど書きたいことはたくさんあって、ネタに困ることはありませんでした。あと10年くらい書けたかもしれません。

　各地で講演をさせていただく際、多くの受講者から「DHstyleが届くと真っ先に読みます」、「気に入ったのはコピーして持ち歩いています」、「大好きなコラムを後輩たちによく読み聞かせています」と言われ、恥ずかしいような、誇らしいような気持ちに何度もなりました。愛読してくださったみなさん、本当にありがとうございました。

　私は、誰かを元気づけたり、やる気にさせるのが大好きです。そうしているとき、自分が"ごきげん"になります。これを読んだ人が、よっしゃ、やってやろうじゃないか！ と動き出したり、悪いことは忘れて、次行こ次！ ってスッキリするといいです。そして、この感じを誰かに伝えたくて、後輩やなかよしにプレゼントしたくなる1冊になったら最高です。この本には、元気や勇気、やさしさや思いやり、首がおかしくなるほどのうなずきと笑い、そんな宝物がいくつも詰まっています。宝探ししてみてください。

　1冊目は仕事編。毎日の仕事をごきげんにするためのヒントを詰め合わせました。連載時の文章はほぼそのまま、何度も登場するフレーズも、わざと残しておきました。何度も何度も勇気づけられてください。患者さんのこと「治してあげよう、守ってあげよう」というメッセージを込めて贈ります。みなさんの今日がまた、ごきげんになりますように。

2020年2月

井上　和

CONTENTS

Illustration：くぼあやこ
book design：安倍晴美

01

なってよかった歯科衛生士
Happy to be a dental hygienist

その昔
First stage

　その昔、私が歯科衛生士になった理由は、「医療系って何かかっこいいよね」というだけ。看護師でもよかったけど、臨床検査技師の専門学校が家から徒歩圏内なので、違いもはっきりわからないまま、臨床検査技師でいっかなと思っていました。看護師さんにも臨床検査技師さんにも失礼な話なのですが、高校時代の進路を選ぶ私は、遊ぶことに忙しく"将来"なんて考える余裕はありませんでした。ちょうどそのころ知り合いの歯科医師から、「医療系志望なら歯科衛生士になったら？」と言われ、これまた歯科衛生士という仕事がどういうものかよくわからないまま、「じゃあそれで」と受験しました。そんな甘々だったので、いま考えると恐ろしいほど受験勉強しませんでした。よく合格したなぁ。

　卒業して、ある公立の施設に就職しました。9時から17時の勤務。先輩にいじめられていたので、仕事は16時半からの掃除と器具の消毒・滅菌、週に何回かある検診の手伝いのみで、他にやることがまったくありません。「おはようございます」と「失礼します」の二言しか喋らずに帰る日も多かったです。なんせ暇なので、引き出しの事務用品をきれ

いに並べたりして過ごしていました。

　何年かして、あまりにつらくて辞めました。「石の上にも三年」って言うけれど、この間に学んだことは多くありません。唯一学んだのは、**本当につらいのなら、きちんと考えて周りの信頼できる人たちの意見を聞き、いまよりもずっとましなところを探して、とっとと辞めたほうがいい**ってこと。その石いります？　なぜ「石」なんですか？　石の上に３年いても学べることなんてそうないし、むしろ性格悪くなるだけだよって。

それから５年
Second stage

　その後も歯科衛生士を続けましたが、ただ唾を吸ってセメントを練るだけの歯科衛生士でした。いわれたことだけをやる、そういうものだと思ってました。つらいこともありましたが、仕事が終わってからの飲み会は楽しかったです。あるとき知人の歯科技工士が、世界で活躍する桑田正博先生の勉強会に誘ってくれました。参加したみなさんは、とても真剣に先生の話を聞いています。質問も止まりません。懇親会は大盛り上がり。それを見て、何でそんなに仕事が好きなの？　何でそんなに仕事のことを真剣に考えるの？　と不思議に思いました。

　別の日は20人くらいの歯科医師と歯科技工士が、桑田先生の講義と実習に参加するためにイタリアから来日していました。講義も実習も感動的に面白かったのですが、彼らは終わってから肩を抱き合い、泣いていました。世界の桑田の話を直に聞くことができて、俺たちは本当に幸せだと。

その桑田先生は、なんちゃって歯科衛生士の私に、ポンティックの形態について質問してきます。「ここの形はこれでいいと思う？」。私を試しているのではなく、純粋にディスカッションを挑んできます。こんなに有名な人が、私のような小娘を一人の専門家として扱ってくれている。負わされた責任に身が引き締まりました。

　そして、ある美しい口腔内写真を見せられました。「どれが補綴物かわかる？」。さすがの私も６年目になり、その形態や色合いで補綴物がどれか、歯肉を見れば天然歯かどうかはわかるつもりでした。でも、その口腔内はとても美しかった。美しくないところが１つもなくて、どれが補綴物なのかわかりませんでした。

　「これは全部メタルボンドクラウンだよ。患者さんと歯科医師と歯科技工士と、そして歯科衛生士がいなければこれはできないんだ」。そのとき初めて、歯科衛生士という仕事がとても重要な仕事なのだと理解しました。メタルボンドクラウンは人工物だけど、歯や歯肉に寄り添うようにフィットし、健康が保たれている。桑田先生は、「健康は美なんだ」とおっしゃいました。そうか、私たちの美意識は、自然を美しいと感じる。健康を美しいと感じる。私はそれを保ち、そこに戻すのが仕事なんだ。いったいいままで何をしてきたのだろう。

　それからは学会やセミナーに通い、勉強をしました。いまから考えると、余計なこともたくさんしました。もっと信頼できる人たちの意見を聞いて、やるべき勉強だけすれば、回り道をしなくて済んだのに。でも、いろいろなことがわかってくると、勉強が楽しくなりました。昔、微分や積分を習ったとき、それ自体の意味もわからないし、何の興味ももてませんでした。でも理解できてくると、どう役立つのかもわかるし、何

よりもっと先を知りたくて仕方がなくなることも
知りました。最初は歯科衛生士向けの雑誌ですら
ちんぷんかんぷんだったけど、そのうちに歯科医
師向けの雑誌も定期購読するようになりました。

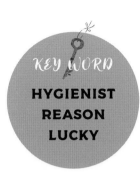

そしていま
On stage

　歯科衛生士になって本当によかった。歯を失えば全身の健康も損なわ
れます。すべての歯が残っている80歳と、すべての歯を失い、合わな
い義歯で苦労している80歳の1日の過ごし方がまるで違うものになる
のは容易に想像できる。食事のたびに浸みたり痛んだりする、そんな食
生活を毎日送る人生。好きな人の前で歯を隠しながら話す、若い女性の
人生。私たちは単にう蝕や歯周病にしないというだけでなく、**患者さ
んの笑う、食べる、しゃべるという生きる楽しみを支えている。
健康で幸福な人生を支えるためにいる。**

　そんな大げさなと思うかもしれないけど、私たちの仕事はそういう仕
事なのです。ちゃんとできるようになれば、本当にそうだよなって思う
ようになります。

　歯科衛生士になってよかったよね。そうは思えないよというあなた、
マジになって動き出せばわかるよ。まじめで人のいい院長のもとで働く、
みんなが笑顔でそんなにお金がかからないスタディーグループに入ると
いい。仲間があなたを支えてくれる。本当にやりがいのある仕事を選び
ました。私たち、めちゃくちゃ運がいいってこと！

02

始める
Here goes

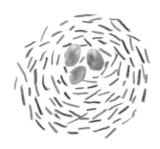

さあ始めましょう
Let's get started.

　Macの生みの親、スティーブ・ジョブズがスタンフォード大学の卒業式で行った有名なスピーチがあります。「もし今日が人生最後の日だとしたら、今日やる予定のことを私は本当にやりたいと思うだろうか？　それに対する答えが"NO"である日が続くようなら、そろそろ何かを変える必要があるのです」。

　私はもし今日が最後の日だとわかっていたら別のことをやるかもしれないけれど、なかなかごきげんな1日だったなって思いたい。今日が最後の日だったとして、あなたの今日はごきげんな1日ですか？

　毎日をぽーっと過ごしていても、ごきげんなことや、やりがいのあることをやっていても、時計の進み方は同じです。年上の人に聞いてみて。「時間の経つのは早いものですか？」って。

　たぶんほとんどの人が「Yes」と答えるでしょう。時間が経つことを経験してきた人の言うことですから間違いはありません。**時が経つのは早いのです！　無駄に使ってはいけません。**さあ始めましょう。

棚卸しをする
Recognize what to do.

　やろうと思ってやっていないことが溜まってくると、ストレスの原因になります。自己信頼が落ちる。自分がたいしたことのない人だと思えてくる。そんな精神状態ではできるものもできません。

　ダメかもしれないと思いながらやるよりも、ダメで元々と思いながらやるほうがうまくいくでしょ。やることは同じでも、気持ちが違うと結果が違う。でも、何から手をつけたらよいのやらと、まるで暗闇のなかにいるようでは動けない。だから進むべき道をつけていくのが"棚卸し"。

　　　用意するもの……▪厚口四つ切りの紙（新聞大の白い紙）

　　　　　　　　　　　▪50㎜ ×50㎜の付箋

　　　　　　　　　　　▪筆記用具

　まず、やろうと思ってやっていないことを大きなことから小さなことまで付箋に書き出します。「コンビニでお茶を買う」から、「英語をマスターする」までなんでも。とにかく思いつくかぎりのことを書き出します。十分に時間を取ってください。脳みその裏側まで絞り出すように書きだすのがポイント。出せば出すほど後でスッキリ。

　"もう出ません！　これ以上無理です！！"という状態になったら、「すぐにできること」をピックアップします。できたら立ち上がります。そしてやり始めます。やり遂げたものから付箋を捨てます。なくなるまでやり続けます。中途半端にすると、それがまたストレスの原因となります。何のために棚卸しを始めたのかわからなくなりますので、必ず終わらせること。終わらない付箋があるのなら、よっぽどあなたに根性がないか、それはすぐにできることじゃないので、残っている付箋の山に戻

してください。

　終わったら大きく伸びをして、やりきった自分に浸ります。ビールでも持ち出して自分に乾杯をして、自分の素晴らしさを讃えます。あまりにできがよければ、今日はもう終わりにしましょう。続きは明日にします。

お片づけ
Prioritize!

　昨日の余韻に浸りつつ、さわやかな目覚めを迎えたあなたは、次のステップに進みます。白い大きな紙が机の上に置かれていますね。縦の矢印は重要度。横の矢印は緊急度です。右上は「重要かつ緊急」。左上は「重要ではあるけれど緊急ではない」ことです。すべての付箋を分類して貼り付けてください。中間を作らないように。潔く４つに分けてください。

　重要かつ緊急のブロックにペタペタ貼り付けているあなた。いけません。重要かつ緊急のことはとっととやってしまわなければなりません。そんなのがいっぱい残っているということが大問題です。気づいてよかった。ふうっ。いますぐ取りかかりましょう。

　左下の重要でも緊急でもないブロックにペタペタと貼り付けているあなた。いけません。そういうどうでもよいことを溜め込んではいけません。それは本当にやりたいことですか？　やるべきことですか？　「いますぐやると決める」、「いつかやろうと決める」、「やらないと決める」の三択です。

　重要だけれど緊急ではないブロックはなかなか厄介です。やらなきゃいけないけれど、急ぎじゃないのでそのままにされつつ、あれから何年

過ぎたでしょうというブロックです。ここは戦略が必要です。どうすれ
ばできるのかを考える必要があります。いつまでにやるのかも決めます。
「英語ができるようになりたい」ではなく、「１年後の夏休み、友だちと
イギリスに行って、電車で旅ができるくらいの旅行英語を身につけた
い」という具体的な達成基準が必要です。そして達成のために、"英会話
スクールに行くのか、個人レッスンを探すのか"などの戦略を練ります。

解決する
Just do it.

　やろうと思ってやっていないことを溜め込むと、太ります。不要なも
のを捨てて未完了をなくせば軽くなります。そして痩せます。そりゃそ
うです。やりたいこと、やらなければならないことはまた生まれて来る
じゃないですか。**それを溜め込まずにやること。やり続けること。**
そうしていると人生の代謝が高まり、スリムになっていくのです。

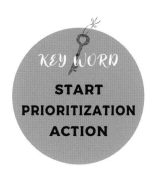

KEY WORD

**START
PRIORITIZATION
ACTION**

03

レベルアップ
Level Up

意志があれば道はひらける
Where there's a will, there's a way.

　知り合いの先生方からよく、「うちの歯科衛生士たちにSRPを教えてくれませんか」とリクエストをもらいます。もちろんやりますよ、どのレベルのSRPでしょう？　**レベル１からレベル５まで各種取り揃えています。**

　"SRPをやっているように見える→SRP風の手技が一通りできる→SRPがそこそこできる→４㎜程度の歯周ポケットならほぼ３㎜以下にすることができる→重度の歯周炎患者さんでも歯周基本治療だけで治せる！"

　「どれやりましょうか？」と尋ねると、たいていみなさん悩みます。「もちろん、重度の歯周炎患者さんでも歯周基本治療だけで治せる！に決まってるじゃないですか」という答えが返ってくることは滅多にありません。

　まだ１～２年目の歯科衛生士しかいないからとか、うちの歯科衛生士たちにいきなりハイレベルな要求をしても、ついていくのが難しいんじゃないかとか、いろいろ葛藤をなさっての返答だとは思います。そんなの望んでいませんというわけではないでしょうが、私はちょっと残念

な気持ちになります。

　組織のトップである院長が、歯科衛生士に対して「そこそこできれば
いいだろう」と思っている医院では、**スタッフのレベルが院長の思
惑を超えることは多くありません。**いますぐじゃなくても、重度の
症例に「それやりたい！」と手を挙げるような歯科衛生士に育ってほし
いと伝え続けてほしい。組織のトップが高い要求をすることで、スタッ
フもモチベーションを上げるもの。**トップが「最高レベルを目指す
よ！」といつも気合いを入れているなら、こっちも頑張らなく
ちゃって思うもの。**

あなたはどうよ？
Are you good enough?

　歯周病は感染症で、プラークを毎日取り続けることが重要です。毎日
のプラークコントロールができていない人に、SRPなどしても治らない。
SRPによって細菌数は減るので、一時はPPDもBOPも改善するけれど、
プラークコントロールができなければ元に戻ってしまう。そんな状態で
メインテナンスに通い続けたとしても、健康維持はできません。歯周病
患者さんにはそのことをしっかり伝え、継続できるようなサポートをし
なければなりません。

　歯科衛生士のみなさんが、熱心にTBIを行っている姿をよく見かけま
す。ここが磨けていません、ここはこのようにブラシを当てるとよいで
しょう。とても丁寧で一生懸命です。では、患者さんがきちんとプラー
クコントロールができるようになったら、あなたはどのくらいまで治し
てくれますか？　プラークコントロールさえやれば、重度歯周炎もバッ

チリ治してくれますか？　きっちり歯石を除去し、歯周ポケットをなく
してくれますか？　もし患者さんから「私がプラークコントロールを
きっちりやれば、あなたは私の歯周病をちゃんと治してくれますか？」
と聞かれたらどう答えます？　「おまかせください、バッチリ治してみ
せますから！」って答えられますか？

　患者さんに対する要求レベルを上げるのもよいですが、自分の技術は
どのレベル？　そのプラークコントロールに応えるだけのテクニックは
ありますか？

情報は知識にあらず
Information is not knowledge.

　私も、とくに重度の歯周炎患者さんへのプラークコントロールの要求
レベルは高いです。これがよくならなくちゃ、歯周治療は絶対にうまく
いきません。「いまの状態で治療を始めてもいいですか？」と詰め寄る
こともあります。それは患者さんのためだから。**お金を払って時間を
とって、多少痛い目に遭うかもしれないのに、そんなことしても
治らないなんて申し訳ないからです。**

　私もSRPを頑張ります。取り残しのないように、チェックはWHOプ
ローブや11/12アフターファイブのエクスプローラーで入念にやります。
シャープニングは拡大鏡でエッジをチェック。治療後の再評価も、治療
前のデータを見ながらきちんと変化を追います。**高いレベルの治療を
するからこそ、患者さんにも高いレベルのプラークコントロール
を望むことができます。**

　勉強も続けています。雑誌やセミナーから新情報を仕入れる。知識は

しっかり更新し、患者さんに誤った指導をしない
ようにしています。超音波スケーラーなどの器具
の選択を間違えれば、よかれと思って行う治療で
歯肉退縮を起こさせるかもしれない。自分も患者
さんも、お互いきちんとやることをやれば、よい

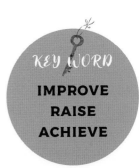

結果が出せるはず。たくさんの歯を残すことができるはず。私もきちん
とやります。だからあなたも頑張って。そして、2人でよい結果を出し
ましょうと言い切れる。

前進しない者は後退しているのだ
He who moves not forward, goes backward.

　メインテナンスに来院した患者さんに、ラバーカップと研磨剤で歯面
研磨を行っていた新卒の歯科衛生士に聞きました。「それプラーク落ち
る？」、答えは「落ちません」でした。「だよね、なんでやってんの？」、
「とくに理由はありません」だそうです。

　先輩がやっていたからという理由だけで考えもせず、昨日と同じ処置
を続けていませんか？　あなたがいまやっていることは、本当に患者さ
んのためになっていますか？　それをやると患者さんの病気は治ります
か？　本当に？

　最初はできないことが山のようにあるでしょう。だから毎日毎日レベ
ルアップ。いつか重度の歯周炎患者さんにも、「こういう難しいケー
スって、正直燃えるんです。頑張ります！」って笑って言えるようにな
りますよ。メインテナンスを続けている患者さんが、「いつも次に来る
のが楽しみで仕方がないんです！」って言ってくれるようになりますよ。

04

治す
Wellness

悪は栄えず
Ill-gotten goods never prosper.

　6㎜のポケットが何ヵ所もある歯周病の患者さんがいらしたとします。あなたの医院ではその患者さんをきちんと治すことができますか？

　もし答えが「もちろんです！」でないのなら、その患者さんに何をしますか？

　とりあえず超音波スケーラー。なんとなく発赤が減ったところで終了？　ちゃんとは治っていないかもしれないけど、前よりマシになったし、自分の実力はこの程度。できる範囲でやることやったし、まぁいっか……。

　あなたが受ける側ならどうでしょう。住んでいる家の壁がひび割れてきた。ちょっと床も傾いているみたい。心配になったので専門家に見てもらいました。建築について知識も経験もないのでお任せするしかありません。

　診断は土台に問題があるとのこと。修理が必要と言われ、その言葉を信じ、工事をしてもらうことにしました。工事の人は感じもよく、それなりにきちんと作業をしてくれているようでした。"できる範囲で"、で

すけど。

　「修理が終わりました」と言われ、請求金額を支払いました。あなた
は「あーよかったこれで安心」って思いました。しかし、"専門家"ので
きる範囲が狭かったので、しばらく住んでいたらまたちょっと傾いてき
た。「まぁ仕方ないや」って思います？

　歯周治療をしてメインテナンスを続けていましたが、さらに歯周病が
進行してしまった。患者さんは考えます。「歯磨きもそんなに熱心に
やっていなかったし、まあ年だし、自分は歯周病になりやすい体質なん
だろう、仕方ないや」と。ちゃんとした医院で治療を受ければ、歯周病
の進行はくい止められたことを患者さんは知らないから。担当歯科衛生
士さん、バレなくてよかったね。……って、よくないです*!!*

改善に遅すぎることなし
It is never too late to mend.

　検査して治療、そしてメインテナンスを続けていれば、病気は止められ
れたはず。でも、それは「正しい検査」、「正しい診断」、「効果的な治
療」、「効果的なメインテナンス」ならばの話。

　なんとなくプローブを突っ込んで、なんとなく超音波スケーラーでポ
ケット内をさらって、ノーリスクの歯面をラバーカップで磨いているだ
けでも、患者さんは「ちゃんとやってくれている」と思うでしょう。で、
メインテナンスをしましたとお会計。それって詐欺じゃない？

　そういうの、自分がされても平気なの？

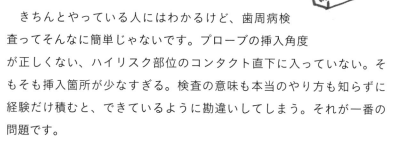

小さな穴が大きな船を沈める
A small leak will sink a great ship.

　院長が新人の歯科衛生士に「歯周病検査しといて」、「歯石取っといて」と言います。新人は言われるままに歯周病検査っぽいことをします。スケーリングっぽいこともします。できてないけどね。

　きちんとやっている人にはわかるけど、歯周病検査ってそんなに簡単じゃないです。プローブの挿入角度が正しくない、ハイリスク部位のコンタクト直下に入っていない。そもそも挿入箇所が少なすぎる。検査の意味も本当のやり方も知らずに経験だけ積むと、できているように勘違いしてしまう。それが一番の問題です。

　やっていると思っているので、勉強もしないし、練習もしない。そのまま続けて同じような後輩を増やしていく。そして、"できる範囲で"治療される患者さんを増やしていくんです。

千里の行も足下より
Every journey begins with a single step.

　患者さんは「治してほしい」と医院に来ます。その患者さんの気持ちに対し、ごまかしのような治療をしてはいけない。検査も治療もメインテナンスも、そんなに簡単なことじゃない。

　毎日なんとなくやっていて上達するのは、"ちゃんとやってるっぽい雰囲気作り"にすぎない。まともな医療をするためには時間が必要です。

勉強して、わかっている人から習う必要があります。わかってない先輩から習っても、できるようにはなりません。休日を使ってセミナーに行く、できる先輩や先生に時間を作ってもらって習うしかない。経験だけで乗り切れることじゃないです。

　歯石を取る、指導をする、それは手段にすぎません。「治すこと」、それがあなたの仕事です。

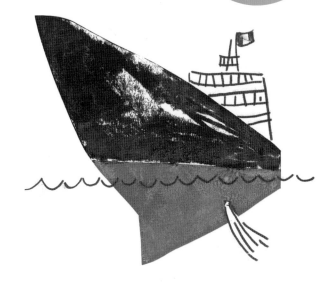

KEY WORD

HEALTH
TREATMENT
PROFESSIONAL

05

森を守る 🌱
Grow a forest

すべてを欲すればすべてを失う
Covet all, lose all.

　勉強会で１人の先生が薄っすら涙を浮かべて話しました。患者さんに最高の治療をしてあげたいと精いっぱい診療をしている。ある高齢の患者さんにした治療は、残された少ない歯を矯正で移動させ、熟練の歯科技工士さんが作ったブリッジを入れて、不自由のない口腔内にするというものだった。費用も時間もかけ、納得の仕上がりになったけれど、治療が終了して間もなく、患者さんは病に倒れ、要介護度は５に。自分では何もできない身体になり、来院も途絶えた。ある日、その患者さんの口腔内を診ることになったが、口の中は食物残渣にまみれ、口臭も強く、目を覆うような状態になっていた。

　あのときもし自分が入れ歯を選択していたら、周りの人たちが簡単に洗えて、もっと気持ちのよい状態にしてあげることができたのではないか。あんな治療をしたから、患者さん自身も周りの人も苦労しているのではないだろうか。自分はお年寄りに、これからどんな診断をしたらよいのかわからなくなってしまったと、とてもつらそうに話していました。

　高齢の患者さんに対する治療のゴールをどこに設定するかは、歯科医

師として悩むところでしょう。患者さんがあと何年生きるのか、どう生きるのかはわからない。今日は元気な人も、明日同じように元気でいるとは限らない。未来は誰にもわからない。高齢の患者さんが治療にかける費用と時間は、若い患者さんのそれと同じ秤で計れないだろう。でもどんな年齢の患者さんにも、食べて、しゃべって、笑って、人生を楽しんでほしいと思う。そのために、**新人でもベテランでも"いま"できることを精いっぱいやってあげる、**それしかないんじゃないかな。

上流へ向かえ
Going upstream.

　健全歯に比べ、治療した歯が抜歯になる割合は約３倍だそうです。抜髄をしてある歯は二次カリエスになっても痛みが出にくく、気づかないうちに大きく広がってしまうことがあります。支台を入れ、クラウンを装着した歯は、破折によって失われる確率が高まります。そのもとになるのは、たいてい小さなむし歯です。その後、治療と二次カリエスを繰り返し、最終的には抜歯になってしまう。

　歯周病は"サイレントディズィーズ"、静かに進行することを特徴とする病気です。何年も症状が出ず、「なにかおかしい」と感じるようになってから歯科医院に行くと手遅れだと言われる。**"何ともない＝病気じゃない"**ではないことを知らない患者さんも多いです。

　上流へ向かえ（Going upstream）という考え方があります。川で溺れている人を助けるのも必要だけれど、溺れない仕組みを作ろうという考え方です。柵を作り、橋を架け、知識を与え、啓発をしよう。治療のレベルを上げるのはもちろんだけれど、その前に歯を守る方法、フッ化

物の効果的な使い方や正しいプラークコントロール方法などを伝え、トレーニングをし、むし歯にならない、歯周病にならないような仕組みを作る。

　診療室ではもちろん、政府の健康政策、地方自治体からの財政支援、歯科医師会の広報活動、企業からシュガーフリーのお菓子の販売、衛生用品の開発、保育園や学校でのフッ化物洗口、地域住民による勉強会などによって、むし歯になる前に、歯周病になる前に、何ともないときから始めましょうという考え方です。そのほうがずっとずっといいから。

最善を望み最悪に備える
Hope for the best and prepare for the worst.

　事故を起こした原発の、汚れた環境が元に戻るのに10万年かかると聞きました。10万年前ってマンモスの時代ですよ。10万年ってあと何年？　汚れてしまった空気と土と水と海をきれいにするのはとても難しい。いずれ革新的な技術ができるだろうけれど、少なくともいまは決定打がありません。

　インプラントも同じです。インプラント周囲炎を治すのはとても難しい。そのメインテナンスも治療も、誰にでも容易にできる決定打がいまは1つもありません。インプラントにして四苦八苦するよりも、インプラントにならないようにしてあげたほうが断然いいわけです。

　たくさんの欠損があるのなら、ブリッジにしても義歯にしても、残りの歯にまったく負担をかけない補綴は難しい。健康な歯であるうちに、健康な生活を続けるため、歯の存在がどれだけ重要かを患者さんに伝えてあげたほうがいい。むし歯になったら治せばいい、年をとったら入れ

歯になるものだという発想を根本から変えてあげなくちゃ。健康な歯を守るのはそんなに難しくないですよって教えてあげなくちゃ。

　歯周ポケットは浅く、歯の治療は咬合面のレジン充塡がちょっとだけの60歳なら、これからの自己管理もメインテナンスも難しくないでしょう。そんな口腔内でいられるよう、患者さんが若いときから、子どものころから、子どもの保護者の方に、赤ちゃんのママに、妊婦さんに、歯の大切さを伝えよう。

　美しい海を守るために、川を守り、人々の生活を守り、上流の森を守るのが一番いい。患者さんが心の底から「歯って大切だから、ちゃんと守っていかないと」って思ってもらえるようにしてあげたい。青々と生い茂る緑の森、年を重ねてどっしりとしたその幹。森を守る仕事をしよう。

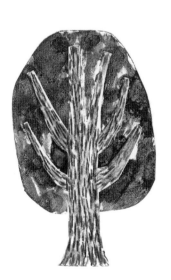

KEY WORD

UPSTREAM NATURE FOREST

06

治してあげたい ✦
I want to cure the disease.

治してあげたい
I want to cure the disease.

　ある学会で、尊敬する先生がおっしゃいました。**「だって治してあげたいじゃない」**。その瞬間、私はまさに雷に打たれたみたいに「おっしゃるとおり！」と激しく共感。「！」マーク100個分くらいの衝撃で、思わずウルウルしてました。

　そうなんです、治してあげたいんです。私たちは歯で苦労をしている人をたくさん見ています。いつも不自由な思いをしながら食事をしている人。あれもこれも食べられないからと、友だちとの食事会や旅行には、これからの人生もう二度と参加できないのだと諦めている人。口の臭いは気になるけれど、原因となっている歯はもう抜くしかない。抜きたくはないので、人に近寄ったり話したりするときいつもハラハラしてコミュニケーションをとるのが憂鬱になっている人。きちんと治して何でも噛めるようになるためには何百万円もかかると言われ、終身刑を言い渡されたような気持ちになった人。

　治したいけれど、お年寄りにとって、いまある貯金は老後を生きるための費用。もし将来大きな病いで倒れてしまったらと怯えながらコツコ

ツと蓄えたものです。それをいま切り崩し、歯の治療に充ててよいもの
なのかわかりません。

　未来は誰にもわからない。噛めるようになる期待より、お金がなくな
ることの不安のほうが膨らんでくる。口の健康は手に入っても、綱渡り
のような余生が待っているようで、「早くポックリいきたい」とつぶや
く人もいらっしゃいます。

　だからこそ私は、いま目の前にいるこの患者さんには、そんな苦労を
してほしくないって心から思うのです。いまは自覚症状がないけれど、
Ｘ線写真には不吉な影、歯周病検査の結果も思わしくありません。そ
りゃあ患者さんの歯が悪くなったって、自分の生活には何も影響ありま
せん。たまに院長から、「メインテナンス中に悪くさせないでよ」と釘
を刺されるくらいです。それだって、「私はちゃんと言ってるもん」っ
て開き直ればいいだけのこと。

　だけど毎日出会う患者さんに、よくなってほしいと真剣に思う。歯を
失うことの苦労と悲しみを誰よりたくさん知ってる私たちだからこそ、
伝えることができるはず。患者さん自身に「自分の歯をしっかり守って
いかなくちゃ」って決め直してほしい。**そのお手伝いは私たちだから
こそ、できるはず**ってそう思う。

向こう見ずな青年は老いてから悔いる
Reckless youth makes rueful age.

　上下顎とも遊離端義歯の患者さんが来院しました。初診時の残存歯は
重度の歯周炎。次第に義歯が大きくなってきました。もう前歯しか残っ
ていないのに、プラークコントロールは毎回いまひとつ。メインテナン

スのたびに、笑顔で「いやぁ〜磨いてるんだけどねぇ〜」とにょろにょろおっしゃいます。来院のたびに、また歯が減ってしまうんじゃないかと私はハラハラ。

　今回も前歯についているご飯粒を見て、「もう歯はいらないの？」と思わず言いました。「あなたの歯のこと、心から心配しているんです。毎回プラークをつけた歯を見るたびハラハラする。歯、いらないならそう言ってください。そしたらもう二度とここが悪いとかここにバイ菌がついてるなんて言いません。いらっしゃるたび、お久しぶり！　ようこそ！　お元気でしたか！　と笑顔でお迎えし、歯磨きの話などいっさいせず、すっきりきれいにお掃除してあげますから」。

　すると患者さんは真顔になって「歯はいるよ。あんまり上手じゃないけれど、これからはもっとしっかり磨くよ」とおっしゃいました。少しきつい言い方だったかもしれないけれど、私が患者さんの歯を残すことについて真剣に考えていることが伝わったようです。

　TBIというのは、ただ健康習慣についての一般論をぶつ場ではなく、歯を残すか残さないかの選択の場であることが、患者さんのなかでようやく実感できたのでしょう。患者さん自身の努力なくして歯は残らない。2人で頑張りましょうねと目と目を合わせた瞬間、患者さんから「ありがとね」という気持ちが伝わってきた。よかった。私、あなたの歯を守ってあげたいって本気で思っているんです。

あなたがいるから今日もいい日だ
You made my day.

　私たちが患者さんに対して真剣なのは、単にそれが仕事だからという

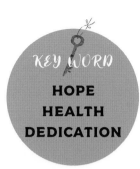
だけではないでしょう。歯を残してあげたいとい
う気持ちがうまく伝わってないなぁって不安に
なったり、聞き流された感じがして悲しくなるの
は、患者さんに対する「思い」があるからですよ
ね。

　相手のことをどうでもいいと思うなら、そんな気持ちになりはしない。
プラークまみれで来院しても、「ああ、また前回と同じね」と気にせず
見過ごせばいいだけです。何度目かのブラッシング指導なんてお互いに
楽しくもないことしなくていい。時間潰しを兼ねて、軽くお掃除して終
わりにすればいいわけです。

　でも、どうしたらよくなるんだろうって悩むのは、「治ってほしい」
と思う気持ちがあるからこそ。歯のことを気に病む必要などまったくな
い、健康な生活を送ってほしいと思うからこそ。それなら、治してあげ
よう。**私たちは歯科衛生士で、患者さんのお口の健康を守れる立
場の人だから。**先生と私たちの他にそれができる人はいない。そう、
治してあげたいもん。

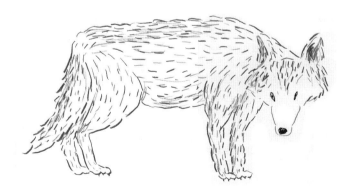

07

本 気
I mean it.

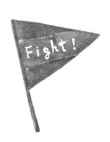

本気です
I mean it.

　ある地方都市で行われた小学6年生に向けての禁煙指導を見学しました。最初は歯科医師によるタバコの害についての講義から。子どもたちはタバコが嫌になるインパクトのあるスライドを見ながら、カリカリと熱心にメモをとっています。

　講師が「家にタバコを吸う人がいる人は手を挙げて」と尋ねると、クラスの半分以上が手を挙げました。歩きタバコの禁止、喫煙場所の減少などタバコが吸いにくい環境作りは進んでいるけれど、まだまだ喫煙者は多いんだなぁと、私は気持ちが重くなりました。手を挙げた子たちの表情は、決して明るいものではありません。

　「タバコのにおいが嫌いな人」という質問には、全員が力強く手を挙げました。喫煙者本人が吸い込む主流煙はもちろん、周りにいることで吸い込む副流煙の害についての話を、家に喫煙者がいる子はどんな気持ちで聞いているのだろう。また、自分の子や孫から嫌な顔をされつつ、タバコを吸い続けるご家族の気持ちはどうなんだろう。タバコをやめてほしいと言うと、機嫌が悪くなる親御さんも多い。吸っている本人も一

緒にいるその家族も、お互いにわだかまりがありそうです。

　替わって次の講師は、タバコを吸い続けて喉頭がんになり、声帯摘出をした畑中さんという男性でした。声はマイクのような器具を喉に当てて発します。彼は鉄工所に勤め始めた10代のころ、ほとんどが喫煙者という環境下でなんとなくタバコを吸い始めました。ときには1日50本も吸っていたそうです。17年前、声帯を摘出しないと10ヵ月の命と宣告され、手術を受けました。

　喉頭がん患者の97.3％が喫煙者というデータがあります。喫煙は喉頭がんに直結しているわけです。畑中さんは子どもたちの目をしっかり見つめながら、ゆっくり話し始めました。何秒もしないうちに、教室からいっさいの音が消えました。誰一人メモを取る人はいません。クラス全員が動きを止めて、彼の話に聞き入りました。

約束して
Promise me.

　最初の1本から始まる"中毒"の恐怖。「始めは単なる興味だろう。タバコを吸うってどんな感じなんだろう。どんな味がするんだろう。タバコを吸うなんてちょっと大人になったようでいい気がするかもしれない。先輩やお兄ちゃんから勧められ、断りにくいかもしれない。

　吸い始めは、いつだってやめようと思えばやめられるさって思うんだ。でもね、やめられないんだよ。私も何度も何度も禁煙しようとしたんだ。でも、やめられなかった。それは中毒といって、吸わないととても苦しくなるからなんだ。

　だからね、タバコを吸い始めてはいけない。1本目から中毒は始まる。

その最初の１本がもう地獄の入口なんだ。勧められても絶対に断るんだよ。約束して、絶対に吸わないって、ねっ、約束して」。

一人ひとりの目を見ながら伝えます。頷きながら涙ぐむ子もいます。タバコがそれほどまでに恐ろしいものだなんて知らなかった。試しに吸ってみるという行為が、恐ろしい世界への入口なのだと考えたことなんてなかったのでしょう。

お話の終わりの「絶対にタバコは吸わないって約束してくれる？」との問いに、全員が大きな声で「はい！」と答えました。**「絶対に吸いません、試してみることもしません、勧められても断ります。絶対に、絶対に！」**。みんなが心からそう誓いました。

そうなんだ
Convincing message

畑中さんは本気です。タバコの害について伝えたいだけではありません。なんとしてでも子どもたちを喫煙者にしたくないんです。子どもたちの一人だってタバコの害にさらしたくない、禁煙の苦労をさせたくないと心から思っている。それが本気だということが伝わります。

彼は長く話すことができません。10分ちょっとの時間に余計な言葉はまったくありません。「えっと……」のような中継ぎの言葉、「だったような……」というあやふやな言葉、「まぁいいけど」というごまかしの言葉がいっさいない。すべての言葉が「絶対にタバコは吸っちゃダメだ」というメッセージに繋がっているのです。

自分の思いに対する本気、子どもたちに対する本気度は100％。その本気が聴く人の心を打つ。聞いていた子どもたちや私たちを本気にさせ

ました。

　戦争反対、税金の無駄遣いをやめよう、豊かな自然を壊してはいけない、子どもたちに安心の未来を、そう演説をする政治家の様子がテレビで流れます。いやに力強く作られたセリフは、未来に対する憂いより自分の名を売るためのように感じることもあります。

　同じメッセージを街頭で熱く語る若者を見ることがあります。マイクを持つ未来を担う人の言葉には"本気"を感じます。「戦争は嫌なんだ、近寄るのもダメだ、絶対ダメだ！」と熱く話す人たちの言葉は、政治家たちが自分の"役割"で話す演説よりも、ずっと心が動きます。

　私もまた歯科衛生士としての役割で、いつものセリフをしゃべってはいないだろうか。自分の話は、みんなに伝わるものだろうか。自分の思いは人を変えているだろうか。健康にしてあげたいという"本気"は、患者さんにしっかり伝わっているだろうか。

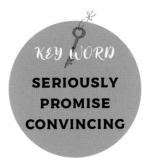

KEY WORD

SERIOUSLY
PROMISE
CONVINCING

08

正直
Honesty

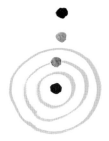

正直でいるのは簡単じゃない
Honesty is such a lonely word.

　私は嫌なことは嫌だと言います。相手からも言われたい。「そういうの苦手、そういうの嫌い、それ違うと思う」ってことはあるし、言ってもらわないとわからない。そこを曖昧にして付き合っていると、ものすごくダメってほどじゃないんだけど、嫌な気分がずっと続く。

　我慢できなくもないけれど、微妙な空気を何年も続けるのはお互いにストレス。スッキリさせたほうがいいと思う。友だちだって彼氏だって旦那だって親だって、近い関係だからこそ、長く付き合うためにはきちんと伝えてほしい。「実は、気になっていることがあるんだけど」、「お願いしたいことがあるんだけど」って。

　メインテナンス来院のたび、いつまで経ってもきちんと磨いてこない患者さんへ毎度毎度のTBI。そんなの患者さんだって楽しいはずはありません。

　「あなたの病気はこのプラークを毎日自分で取れるようにならないと治らないんですと毎度やってるこの話、毎回楽しみにしているとは思えない。でも、メインテナンスは続けてくださっている。もしかして、こ

の話はうんざりだけど、チェックだけしてほしいと来院なさっているのでしょうか」と正直に聞いてみる。

　正直に言ってください。やってほしいことは何で、やってほしくないことは何でしょう。言ってくださったほうがお互いにスッキリすると思いますと、正直に腹を割って話してみるのはどうでしょう。

　「いえ、別にこのままでいいですよ」と言われるかもしれない。「歯医者さんってこうやって怒られるところだと思ってた。そんなに私のことを気にしてくれたなんて、ごめんなさいね。もっとちゃんと磨かなくちゃね」って言ってくれたらうれしい。患者さんはあなたほど、歯磨きのこと真剣に考えていないだけかもしれない。でも正直に伝えたら、あなたと同じくらい真剣になってくれるかもしれない。

　また、**私は本気であなたの病気を治したいと思っているんです**と伝えます。治してあげたいと心から思う。いまは大きな自覚症状はないだろう。でも、いつか不具合が始まる。骨がなくなってきたら、元どおりに戻すのは難しい。そうなったら私にはもう治してあげることができないかもしれない。本当に心配しているんですって、正直に言ってあげたらどうだろう。

　患者さんだって、そんなあなたの一生懸命がうれしいと思う。一方通行の思いやりはつらいじゃない。患者さんに我慢させるのも申し訳ない。お互い正直に話してみれば、そんなことだったのねってスッキリするでしょう。「毎回怒られてばかりなので、実は先日高い電動歯ブラシを買ったんです」なんて言われたらどうだろう。そんな患者さんのやる気に気がつかず、プラーク見つけて頭にきて、ガミガミTBIを続けたら、お互い悲劇だと思う。

見つけるのは難しくない
It isn't hard to find.

　後輩たちにも正直に伝えます。「さっきの患者さんへの説明、わかりにくかったよ」、「仕事が雑」、「それ、ずいぶんと失礼な言い方だと思う」。直したほうがいいとストレートに言います。遠回しに言うと伝わらない。**人間関係ができているのなら、正直に言ってあげたほうが伝わる。**相手を非難するのではなく、あなたのためにと伝えてあげる。

　伸びる人なら「ありがとうございます」、「どうすればいいですか」と返してくる。自分の成長のためには、解決策を知っておいたほうがいいと思うだろう。もしすぐにプンプンして言い返してくるのなら、「言い返しているの？」と尋ねてみます。「違います！」って怒ってきたら、「言い返してきたのかと思って、ごめんね」と謝ってみます。言い返しているように見えると伝えると、そうは思われたくないと、ちょっと当たりが柔らかくなるかもしれない。

　注意や忠告されるのが大っ嫌いという人や、何でもかんでも責められていると捉えて、すぐに反発する人はいるものです。そういう人は、なかなか成長できません。でも、そんな後輩だって、それなりに彼氏ができて、５年もしたらいつの間にかいいお母さんになっていて、周りに気遣いしてたりするものです。いまはそのままにしておくという選択もありでしょう。何かきっかけがあるかもしれない。そのチャンスで伝えてあげてもいいでしょう。

　一生一緒に仕事するわけでもないだろうし、もし付き合いが長くなれば、いまよりもっとましに接することができるでしょう。いまはイライラしないで。人の性格はそう変わらない。それはあなたも同じです。

伝えるのはなかなか難しい
It always seems to be so hard to give.

　なんでも正直に言えばいいってわけでもない。先日ある先生が、私の尊敬する先生のことを非難するメールを書いてきました。最初は「はぁ……」って返信していましたが、エスカレートしてくるので私もだんだんイライラしてきた。「私あなたのこと嫌いです」って正直に返信しましたが、非難は止まりません。

　あなたの考えはあなたのもの。あなたに嫌いな人がいることを、私がとやかく言うことではない。でも、私が嫌がっているのに、正直かもしれないけれど言い続けるのは、ただの迷惑でしかないです。

　私にも、ここの製品を購入することはないという会社はあります。不祥事が続いたり、何度か不愉快な目にあったその会社が嫌いだからです。チャンスがあれば悪口も言います。誰かに聞かれたら、正直に「大嫌い」と言います。

　でも、親御さんがその会社の人だとか、自分はその会社が大好きなんだという人に悪口言ってどーすんの？　何でもかんでも正直ならいいってことにはならないです。正直に言うのは、そういう関係ができてから。時と場合と相手をきちんと選ぶこと。

KEY WORD

HONESTY
STRAIGHTFORWARD
CONSIDERATION

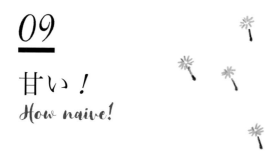

09
甘い！
How naive!

甘い！
How naive!

　知り合いの息子さんが、歯のメインテナンスのため2年ぶりに来院しました。大学卒業後に就職し、すぐ転勤となって実家から2時間ほどの地方都市へ単身引っ越しました。今回、会社を辞めて実家に帰ってきたそうです。

　私や他のスタッフたちに、辞めることになった理由を長々と話し続けます。転勤先で友だちができず、日曜日は朝からずっとテレビを見ているだけで超つまらない。今後、実家近くの本社に戻れたとしても社内には仲のよい人もいないし、頼りにしていた先輩も辞めてしまった。

　要するに、仕事もプライベートも寂しかったから辞めたということらしいのですが、1時間もペラペラとしゃべり通しですから、どこか人の集まる場所に行き、その調子でしゃべっていれば、友だちなんてすぐにできそうです。

　そもそも日曜日の朝からずっと家でテレビを見ていて、友だちなんてできるわけないよね。転勤先のイベントに参加するとか、スポーツを始めるとか、お気に入りのカフェやバーを見つけて地元の店員さんと仲よ

くなるとか、先輩に誰か紹介してもらうとか、友だちを作る方法はいくらでもあるはず。

　それなのに、どこにも出かけず誰かにお願いすることもなく、ただグチグチ言い続けるだけ。置かれた環境に文句をつけるだけで、自ら改善の努力をしている様子もない。聞いていてなんだかムカムカしてくる。「おいおい、もう大人なんだから自分から動きなよ！」と説教したくなってくる。

　そもそも仕事場になかよしがいないというのが、会社を辞める理由としてありなの？　ってゆーか、営業成績が悪く、先輩からも上司からも冷たくされていたというのが本当の理由じゃないの？　とツッコミを入れたくなる。大体そんな話、歯科医院のお姉さん方相手に長々グチるなんて「甘い！」。そんな甘いこと言っていて、次の仕事が神がかり的に楽しくなるとはとても思えないんだけど。

下手なヤツほど道具に文句をつける
A bad workman blames his tools.

　自分に甘い人は、目標が低く行動も少ないわりに文句だけは多いです。目標設定が低いので、少しの努力で達成できるのですが、そのための行動を起こさないのでいつまでも目標に辿り着かず、ずっと文句を言い続けます。

　大きな成功を手に入れるのだ！　とは思ってないし、苦労なんてしたくないのですから、おとなしく文句を言わず現状に甘んじていればよいのですが、そうはしません。上司も先輩もイマイチで、仕事も面倒なことばかり。電車通勤が嫌で、仕事場の近くにコンビニがなくてと文句は

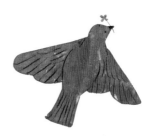

バラエティーに富んでいる。

　仕事に求めるのは「楽」と「楽しさ」の2つです。そんな楽チンで楽しくて思いっきりお金になる仕事ってあるのかしら。もしあったとしても、成功している職場の人たちは、たいてい努力家で自分に甘い人が嫌いです。努力やチャレンジを嫌がる人のことは、ステキな職場のほうがお断りでしょう。

人生いろいろあるもんさ
Variety is the spice of life.

　有名私立大学に通っていた知り合いが、4年生で中退。ここには自分のやりたいことがないとわかったからだそうです。20歳そこそこで自分の進む道がはっきりしたのはよかったけれど、入学金を含めて親の苦労を考えると、せめてもう半年頑張って、卒業してあげてもよかったように思います。大学入学3ヵ月で、自分から退学届を出しちゃった子もいます。4月に就職して5月のゴールデンウィークまでもたない人がたくさんいるのは知っていましたが、いまどきは、入学金もバカにならない大学生もそうなのね。

　自分に甘い人は、継続も苦手です。何かを続けるのはそれなりに苦労が要る。いいときばかりとは限りませんし、いいときばかりが続いても、今度はそれに慣れてしまい、もっと他にいいことがあるような気がしてくる。我慢が苦手なので、ちょっとでも嫌なことがあるとすぐ、「もうやめてしまおう」と考えます。新たな世界がイイ感じに広がればよいですが、中退や退職ってマイナスのレッテル、就職にしても恋愛にしても不利でしょう。今度は自分が捨てられることになるわけですから。

甘い人は甘い人たちと付き合うので、甘々な文句大会になりがちです。そして頑張っている人たちを、近寄り難いのでバカにします。そうやってまた、うまくいっている人たちと離れていくので、仕事場でもプライベートでも、周りは甘い人だらけ。それじゃあ文句も止まらない。**仕事を辞めたくなることはあるけれど、まずは甘い考えのほうをやめ、辞めない努力をしてからなんじゃない？**　じゃないと、どこにいってもずっとそのままです。

幸せの青い鳥はここに
L'Oiseau bleu

　自分の居心地をよくするため、鳥はせっせと小枝を集めて巣を作る。誰かが集めてくれた枝にちゃっかり住めるわけはないでしょう。飛行には体力もいるし、たくさんの危険といつも向き合っていなければ、あったかい巣で子育てなんてできません。飼い犬だって、おいしいごはんにありつくために"お手"をする。可愛がってもらうため、ちょこんと座ってしっぽを振る。

　何もせず、素敵な環境にどっぷりいられることなんて、そんなにないです。足りないものは探してくる。どうにもならないものには慣れる。世の中はどこだって完璧じゃない。何かを探して旅を続けるような人生もいいけれど、目の前の環境を慈しみ、自分で育てるのも大事じゃない？

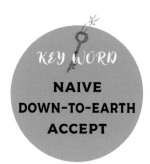

KEY WORD

NAIVE
DOWN-TO-EARTH
ACCEPT

10

まっとう
Come correct

自らが生き、人を生かす
Live and let live.

　「スターバックス」でコーヒーを注文すると、オーダーがカップに書き込まれます。時にはコーヒーを入れるバリスタに向けてではなく、お客の私たちにメッセージや絵を書いてくれることもあります。「おはようございます」、「おつかれさまでした」、「行ってらっしゃい」という言葉だったり、ハートや動物、笑顔の絵だったり。

　1杯のコーヒーは、その書き込みにより「おもいやり」が追加され、ほっこりと心まで温まります。私たちが"スタバ"に行くのは、単に喉が渇くからだけではないでしょう。この時間と空間を楽しんでほしいというスタッフの気持ちが溢れる場所だからこそ、通い続ける人がいる。お客が本当に求めるものを提供する"まっとう"なコーヒーショップ。私たちもそうありたいですね。

　9月9日はスターバックスにとって特別な日で、カップへの書き込みに「99」と数字が入ります。9という文字を人や動物の目にしたり、指で作る「OK」マークにしたり、カップからの湯気のようにアレンジしたり。99というのはスターバックスの豆が99％倫理的に調達できて

いることを伝えるものです。フェアトレード、つまりコーヒー豆を栽培している人たちと、健全に取引された豆が99％であることを宣言する数字です。

　コーヒー豆のほとんどは、赤道付近の国々で栽培されます。アフリカのエチオピア、ケニア、そしてインド、インドネシア、パプアニューギニア、メキシコから南米北部と、赤道を挟んでコーヒー豆が収穫できる地帯はベルトのように連なっています。

　コーヒーはなかなか気難しい植物で、雨は成長期に多く収穫期には少なく、雨季と乾季がある場所で育ちます。赤道と聞くと灼熱というイメージですが、コーヒーは日当たりも多すぎず少なすぎない場所が好み。日陰を作るため、背の高い他の植物をわざわざ脇に植えることもあるそうです。土質も、栄養豊富だけど水はけがよい場所が適しており、高地が選ばれます。ジャマイカのブルーマウンテンは有名ですよね。そういった斜面では、収穫も人の手で行われるため、とても手のかかる植物です。

　そして、それらの国々は決して豊かではありません。貧富の差が大きく、広いコーヒー農園を経営する一部の大金持ちと、雇われている多くの貧困層により作られる豆も多い。そこで、命を削るような労働を強いている農園から、スターバックスは豆を買うことはないと宣言をしています。たとえ多少高価になろうとも、自然に対し、人に対し、健全な農園から豆を仕入れている。その豆が99％まっとうであることを宣言する数字です。

人により食となり人により毒となる
Civilization and destruction

　私はスクーバダイビングをするので、マレーシアやパプアニューギニアといった南の島に行くことがあります。小さな飛行機や車を乗り継いで、美しい海が広がる小さな町へ。

　途中窓から見えるのは、限りなく続くアブラヤシの畑。飛行機で1時間、眼下に広がる景色がずーっとアブラヤシというのも珍しくありません。100km以上すべてが人工的に植えられたアブラヤシです。機械で収穫をするため、等間隔に隙間を空け、まっすぐに並ぶヤシだけの畑。

　このヤシは植物オイルやマーガリン、そして石炭や石油に代わる資源として期待され、広い未開発の土地をもつ赤道付近の国々で栽培が急増しています。もとは果てしなく広がるジャングルだったのでしょう。そこを切り拓きヤシを植える。仕事が生まれ、生活は豊かになったかもしれませんが、自然の緑はもうありません。いつも胸が締めつけられる風景です。自然の恩恵を存分に受け暮らしていた人たちの、あるべきまっとうな姿も、森と一緒に消えた気がして。

頭を冷やせ
Cool it!

　小学校での禁煙指導で、「なぜそんなに体に悪いものを売っているんですか?」と質問がありました。タバコ農家はそれで生計を立てています。タバコの会社に勤めている人も、自動販売機を作っている人もいます。それを吸うかどうかにかかわらず、タバコを生活の糧にしている人たちがいる。でも吸う人がいるから売るんです。吸う人がいなくなれば、

売る人もいなくなります。

　受動喫煙の害はよく言われることですが、家庭と家庭以外で受動喫煙している非喫煙者の男性と喫煙者を比べてみると、同じくらい歯周病のリスクが高まることがわかっています。**喫煙は自己責任ということではなく、周囲の人たちの健康をも害する行為。**とてもまっとうなことではありません。

自然は最高の医者である
Nature is the best physician.

　鯨はたまに食べますが、毎日食べたいとは思いませんし、他の肉をすっかりやめて代わりに鯨を食べようとも思いません。鯨を食べることは昔から伝わる文化であり、食の風物詩であり、地元の名物であり、それを職業とする人がいる。たとえ自由に捕鯨ができるようになったとしても、生体数が激減するほどの需要はないでしょう。海の鯨を一掃するほど、捕鯨がしたいわけではないはずですし、生き物を殺したくて捕鯨をする人などいないでしょう。

　私たち人間は、自然からたくさんの恵みをいただいています。たくさんの命もいただいています。自然を切り崩し、生き物を食べないと生きてはいけない人間だけど、少しもらってちゃんと残して、いつでも感謝の気持ちを忘れずに、まっとうな暮らしをしたいものです。

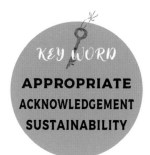

KEY WORD

APPROPRIATE
ACKNOWLEDGEMENT
SUSTAINABILITY

11

おとな気
Be professional!

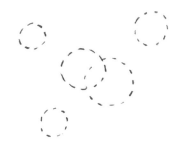

おとな気ないぜ！
Grow up!

　卒後5年目の先生とランチに行きました。白衣を着替えての私服は、ランニングにテカテカの赤いジャンパー、下はダボっとしたグレーのジャージ。それを選んだというよりは、朝起きて一番近くにあったものを重ねて着たという感じです。つるっとした顔には長さがまちまちのヒゲが残っています。こちらも伸ばしているというより、何日か剃らなかったらたまたまこうなったという様子。

　そもそも、中学生と言っても通用するような若々しさです。この人の職業はなんでしょうというクイズを出したら、一番多い回答はコンビニ店員かな。ゆるくて自由な感じで、悪い人にはまったく見えない。きっと「いい人」なんだろう。

　「趣味はなんですか？」と聞いてみたら、予想どおり「とくにないです」との答えでした。大学入試もそれなりにたいへんだったでしょうし、歯科医師の免許を取るために、夢中で勉強した時期だってあったでしょう。最近はまったくやってないそうだけど、スポーツも嫌いじゃないらしい。根性だって多少はあるだろう。

でも、その外見からは伝わってこない。かわいい弟分みたいなキャラの彼は、遊び仲間の一人にいると楽しいかもしれない。「悪い、あれ買ってきて」、「ちょっとそれ運んで」という指示にすぐ反応してくれそう。

そんないいヤツだとしても、私が患者だったらこの先生に治療してほしいとは思わない。だらっとしていてこだわりがなく、清潔感に欠けるこの人が、どんな治療をするのか想像できる。最新流行のファッションを着こなさなくてもいいけれど、自分の歯を預ける先生は外見も話し方も行動もきちんとしている人がいい。

かわいい歯科衛生士さんはいいけれど、「うっそぉ〜」、「マジぃ〜？」なんてやってる人に治療されるのは恐ろしい。患者として歯科医師や歯科衛生士に求めるのは、"かわいげ"よりも"おとな気"だもんね。

あなたの仕事は何ですか？
Professional behavior

「最近の若い人たちは」とひとくくりにするのは好きじゃないけど、夢や希望、負けず嫌いな若者って減ったように思います。いま60歳代くらいの昭和な先生たちは、「いつかでっかい外車を買うんだ」なんてところで頑張っていたけど、いまの若い先生からそういう話ってまったく聞かないです。大きな外車なんて燃費が悪いし、車検のたびにめっちゃお金がかかっちゃうもんねと現実的。

それは歯科医師に限りません。大学を卒業したあとも変わらず実家から通勤し、ご飯も洗濯も掃除も親まかせで楽ちん。それはまったく悪いことじゃないけれど、仕事が嫌ならすぐに辞めちゃったって平気なわけ

です。なんなら学生時代と同じようにお小遣いだってもらえるし、そっちのほうがいいくらい。家賃が払えなくなるとか、食費に困ることはありません。

　人生で怒られるという体験が家でも学校でもなかったので、ちょっと忠告をされるだけで大きく傷ついてしまう。先輩たちは、若手がしでかしたドデカい失敗をちょっと注意するだけで「いじめられた」と上司や院長にチクられるのが面倒だから、なかなか指導ができません。当の本人は、もっとできるようになりたいとか、きちんと知識をもちたいという上昇志向が薄く、自分から動き出すこともないので、なんとなく日々の仕事をこなすだけ。

　いくつかの医院を見て感じるのですが、院長は辞められると困るので、新人さんのすごい色のカラーコンタクトも、伸ばした爪のネイルアートも、「うわぁ……」と思うだけで注意ができません。学校で手指消毒って習ったよね。仕事上、なぜ爪を切らないといけないのか知らないわけはないでしょ。それなりに日々の診療はこなしてはいるんだけど、なぁなぁの「おとな気ない医院」って多いです。

　知識や技術の向上は医療なんだから当たり前、セミナー参加は当然、できないこともたくさんあるし、失敗だってあるに決まってるんだから、たまには叱られることだってあるはずです。

　仕事というのは約束です。歯科衛生士としての仕事をしてくれたら、これだけの報酬を払いますと言われ、「わかりました、やります」と約束したんだから、患者さんの気持ちや雇い主のことを考えず、好き勝手やって、何か気に入らないことを言ったらやめちゃうよと暗黙のプレッシャーをかけ続けるなんて、いい歳をしておとな気ないです。

あなたに夢中
I have a crush on you.

　すばらしく美しい治療をなさる70歳近い先生の院長室は、もちろんとってもきれいです。こだわりのペンで整った字を書いた後は、木目が美しいペン皿にゆっくりとペンを戻し、3本あるペンを等間隔に並べ直します。その動きがまたとても美しい。道具に対する愛情を感じます。たった3本のペンだから、多少重なり合っていても何も問題はないでしょう。しかし、美意識の高い先生にとって、ペン皿のペンが整然と並んでいるからこそ、院長室でリラックスできるのでしょう。

　使いもしない企業のロゴが入った貰い物のペンを、10年前に戴いたお菓子の缶に放り込むなんてことはあり得ない。どんなペンでも書ければ同じかもしれませんが、見た目もだらしがないですし、使いたいペンを探すのもひと苦労。取ってみて書けないからとそのまままた缶に放り込み、書けるペンに当たるまで書いては戻し、書いては戻しなんて、**時間の無駄を気にしない人が、美しい歯肉や美しい補綴物を作れるわけがありません。**

　こだわりのある先生はとってもダンディ。ストライプのシャツにお似合いのジャケット。細いフレームのメガネにポケットチーフ。ゆったりと話すその声もトーンも話し方も、もちろん内容もかっこいい大人そのもの。

　私も診てほしいな。でもかっこがよすぎるから、口を開けるの恥ずかしいかも。

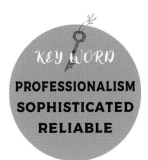

KEY WORD

**PROFESSIONALISM
SOPHISTICATED
RELIABLE**

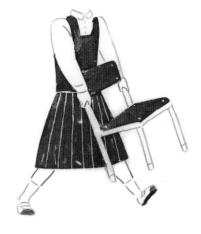

12

きちんとする
God is in the details.

氏より育ち
Nurture is above nature.

　たくさんの人たちから可愛がられているカメラマンの青年がいます。そんな彼の写真展でのトークショーを聞きながら、何をするとこんなに好感度が高くなるんだろうと考えました。

　彼は一言で言うときちんとしています。背筋を伸ばしてマイクをしっかり握り、時折会場の人たち一人ひとりの目を捉えています。来場者全員に聞こえる声で、言葉を選びながらゆっくり話します。ネガティブな言葉はほとんどありません。最初に主語をはっきり伝えるので、何の話をしているのかがわかりやすく理解しやすい。語尾は「……です」、「……ます」と終えています。「ってゆーかぁ」、「な感じ」、「……とかぁ」という半端で軽い言葉はありません。

　もちろん写真はプロですから、素人の私など見たこともない決定的瞬間。それを捉えるための技術とセンスなしには成し得ません。まさにプロの写真。それなのに自慢するような素振りはまったく感じられず、ラッキーな偶然に出会っただけと謙遜し続けています。

　ようやく30代後半という年齢なのに、きっと親のしつけがよかった

んだろうなぁと親御さんの素晴らしさまで伝わってきました。普段なんでもなくやっていることを「きちんと」することで、印象は大きく変わります。きちんとした外見、きちんとした立ち居振る舞い、きちんとした話し方。始めましょう！

衣服が人を作る
Clothes make the man.

　「きちんと」という言葉を調べてみたら、似た言葉がたくさん出てきました。きっちり、ちゃんと、かっきり、ぴったり、ちょうど、ずばり、ぴしゃり、しゃんと、びしっと、まさしく、そつなく、きりっと、こざっぱりと、正確、もれなく、完璧、抜かりなく、細大漏らさず、手落ちなく、まさに、整然と、適切、バッチリ。

　見ているだけで背筋が伸びる感じですね。この言葉たちでどんな歯科衛生士が浮かびますか？　私は、背筋を伸ばして相手の目をしっかりと見て、微笑みを浮かべながら相手の話をじっくり聞いている人のイメージです。髪はまとめておでこが出ています。髪の毛で目を覆うようなことはありません。白衣は洗い上げられしわなどまったくありません。

　白衣や靴って少しずつ汚れていくので、変えるタイミングを逸してしまうことがありますよね。今日と３ヵ月前の汚れ具合はほとんど変わらない。３ヵ月前と６ヵ月前もほとんど変わらない。６ヵ月前と１年前もそんなに変わらないけど、今日と１年前だと大違い。気づかず汚れていくものだから、定期的にチェックし合うとよいでしょう。**きちんとした印象を与えるため、外見って大切だもの。**

迷う者道を問わず
Don't be self-righteous.

「きちんとする」とは欠けたところがない、整っている、間違いがないという意味です。反対側にあるのは、「いいかげん」や「てきとー」ですね。

わざと仕事の手を抜くのはもちろんダメだけど、なんとなくいいかげんになっていることってあるかもしれない。なんで歯周病になるのかというあなたの説明を理解する人もいるし、そうじゃない人もいる。何度もしゃべっていると、いつもの文章だけで話せちゃう。それはそれでベテランっぽくていいけれど、相手の反応を見ずにしゃべり続けていたら意味はありません。

ちゃんと理解できているのか、そもそもあなたの話を聞いているのか、反応を見ながら言葉を選ぶのが大切です。コミュニケーションはキャッチボール。自分がボールを投げたなら、相手がどう受け取っているのか、受け取ってどう反応しているのかを見て、相手が返してきたボールを受け取ってから、次のボールを投げなければいけません。バッティングセンターじゃないんですから、一人でボールを打ち続けて終わっていたらダメです。

物より心の満足を
A contented mind is a perpetual feast.

さあ「きちんとした」仕事をしましょう。まずは外見をきちんと整えます。そして、「きちんとした」といえばやはり挨拶から。背筋を伸ばし、相手の目を見て笑顔ではっきり「おはようございます」。歩きなが

らの挨拶なんてしてないのと同じ。

　患者さんをお通しするときからがスタートです。患者さんの用意が整うまでゆったりと待ち、相手のペースに合わせて歩きましょう。上着を預かって荷物を置くのをお手伝い。エプロンをかけるのも、患者さんの目の前ギリギリをバサッと通すことなどないように。

　ブラケットテーブルの上に汚れたワッテ缶などないですよね。そういうのは結構目に入るものです。きちんと磨き上げておきましょう。滅菌パックに入った基本セットを出すときも丁寧に。紙を破る音は意外と不快なものです。バリバリ、ガチャンなんて大きな音を立てるのはやめましょう。

　きちんとするのに、何か特別なことをする必要はありません。
いつもやっていることを、相手の気持ちに寄り添うように丁寧にやることです。そういう細かい配慮は伝わります。だからこそ、患者さんは「ここなら安心」と医院とあなたに信頼を寄せてくれるのです。

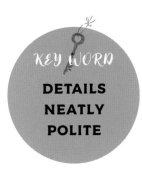

KEY WORD

**DETAILS
NEATLY
POLITE**

13

そういう人だからこそ
You are the reason for

一事が万事
One instance shows all the rest.

　私はフリーで仕事をしているので、いままでいくつもの医院に行きました。定期的に通い続けている医院もありますが、講義や実習など、1回または少数回のセミナーをしに行くこともあります。初めて出向いた医院でいつも思うのですが、私が到着してすぐの応対でその医院がどんな医院なのかはほとんどわかります。

　医院は院長の理想がそのままになるわけではありません。熱い思いの院長があれもこれもやりたいと思っていても、まだまだ若いスタッフばかりだったり、人手が足りないので仕方なく妥協することもあるでしょう。やる気はあるけど道半ばということもある。でも医院は院長を筆頭にスタッフみんなで作っていくもの。患者さんのためにみんなでできるかぎりのことをしようと決めている医院は、その思いがすぐに伝わってくるものです。講師や見学者には冷たいけれど、患者さんにはやさしいなんてことはないでしょう。思いやりのある人は、誰のことも思いやるものです。

　「ようこそ」、「遠くからありがとうございます。お疲れでしょう」、そ

んな気持ちがお迎えから伝わってきます。スリッパが並べられ、お荷物を持ちましょうと声がかかります。着替えの部屋に通してくれ、あらかじめ用意されたハンガーが示されます。手慣れたその心遣いは、日々患者さんに対して行っているおもてなしと同じです。

たくさん訊いてたくさん知りなさい
Ask much, know much.

　医院見学はとても勉強になります。セミナーに行くのもよいですが、実際の診療を見れば具体的にどうすればよいのかがわかるので実践しやすくなります。そして、うまくいっている医院は、見学願いをほとんど断りません。一人だけで学べることはそう多くない。誰かの力を借りて伸びた人は、誰かに力を貸すことを当然のことだと考えます。自分たちの診療があなたのためになるのなら、いつでもどうぞと迎えてくれます。

　逆に「気づいたことがあればアドバイスをください！」と申し出てこられる医院もあります。見学希望者の成長を支援したい、そしてそれをまた自分たちのチャンスにもしようと考えるわけです。やる気満々です。

　見学者である私も、彼女たちのやる気に触発されます。自分だけが成果をもって帰るのではなく、この医院のために私も役に立ちたい、そういう目で診療を見させていただきます。

　そして、相手が受け取りやすいようアドバイスやフィードバックを伝えます。彼女たちは少々耳が痛いことも真剣にメモをとっています。「患者さんのためにもっと医院をよくしたい」、そういう思いがお互いにあるからこそ。

すべてのものに収まるべき場所がある
A place for everything, and everything in its place.

　散らかった医院は、散らかっていることを許す医院です。

　当然診療も散らかります。まだ歯周病は治っていないのに補綴物の印象を採る。治っていないのにメインテナンスに移行する。患者さん自身による毎日のプラークコントロールがきちんと行われていないのに、何ヵ月かに1回の来院時にクリーニングをするだけで終了。病気を治してほしいと来院する患者さんに対し、それっぽいことをするだけで終わりにしてしまうような診療です。

　引き出しの中はぐじゃぐじゃ、使わなくなった物がたくさん入っています。必要な物が入りきりません。引き出しを開けるたび、ぐじゃぐじゃとひっかきまわしたあげく見つからないので、「まあ、これでいっか」とテキトーなものを引っ張り出し、ぐじゃぐじゃのままギュギュッとまた押し込んで、無理矢理閉めて終わりにしてしまう、診療もそんなスタイル。医院のシステム構築で1つ1つのことを見直すのも大切ですが、もしかしたら整理整頓、お片づけからのスタートかもよ。

果実をみれば木がわかる
A tree is known by its fruit.

　最近メインテナンスに来院した5歳以上10歳未満の子どもで、むし歯のない子どもを数えてみると、ちょうど70%でした。平成28年歯科疾患実態調査では50%となっていますが、むし歯があるので診てくださいと来院する方も多いですから、この年齢層で70%はまあまあだと思います。これは地域性かもしれない、私のメインテナンスが超効果的

だからかもしれない！ 指導が厳しいので（そんなことないと思うけど）、根性のあるお母さんしか通って来ないのかもしれない。

いずれにしても、むし歯は生活習慣病。食事の時間も内容も子どもの望むまま、フッ化物は「味が嫌いなんだもん」と子どもに言われたので使わない、仕上げ磨きも嫌がるからやらないなんてやってたら、むし歯にもなるでしょう。

むし歯にせずに育ててあげるんだと思うママだからこそ、子どもをしつけ、生活をしっかり管理しているので、むし歯が少ないわけです。そういうママだからこそ、メインテナンスに通わせるわけです。**そういう人だからこそ、そういう結果になるわけです。**そういうあなたたちだからこそ、そういう医院になってるわけです。

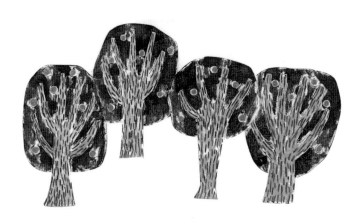

14

新人さんへ
Dear newcomers

しっかりね
Never say die.

　春、ニューフェイスたちは、社会に旅立つ不安と期待を胸に慣れない仕事をスタートさせます。最初は診療の流れを掴むことから。だんだんとアシスタント業務からスムーズにこなせるようになっていくでしょう。

　早く勉強してきたことを実践し、あれもこれもやりたいって思っているかもしれません。でも学校で習うのは基礎の基礎、卒業したての歯科衛生士に患者さんを任せるわけにはいきません。ある程度の知識はありますが、それだけで医療行為はできません。

　技術もまだまだですから、簡単そうな下顎前歯の歯石除去でも、取れる歯石よりむしろ傷つく歯肉のほうが大問題。たとえば、あなたの歯を新米歯科医師が治療するとします。実習で何回かはやったことのある麻酔を、「たぶんここいらへんでいいような気が……」と効かせる自信がないので何ヵ所もチクチク刺した後、とんでもない形に削ったあげく、模型でしかやったことのない隙間だらけのレジン充塡をされたらどうでしょう。ちゃんと練習して、もっと上手になってからにしてくれよって思うでしょ。

確かに、何にでも「最初」はある。だとしても、きちんと練習してからその「最初」をやってほしい。学校を卒業して、もう中間テストも期末テストも一生ないんだぁ〜！　わぁ〜いわぁ〜い！　って思ってたみなさん、本格的なお勉強はいまからです。

ヒポクラテスの誓い
The Hippocratic Oath.

　ヒポクラテスという名前を聞いたことがあるでしょう。2,400年くらい前の、古代ギリシャのお医者さん。当時、病の多くは呪いなどが原因だと考えられていました。ヒポクラテスは臨床経験からその原因を探り出し治療や予防を行った、西洋医学の父と呼ばれる人です。

　また、彼は「ヒポクラテスの誓い」と呼ばれる、医学におけるいくつかの倫理、つまり医療をする人すべてがやるべき約束について説きました。現在でも世界中の医科大学の卒業式で、その誓いが読まれます。世界医師会でもその誓いをもとに、医の倫理を「ジュネーブ宣言」として公式に発表しています。

　要約すると、人類への貢献に人生を捧げること、恩師に尊敬の念をもつこと、良心をもって仕事をすること、患者さんの健康に一番の関心をもつこと、秘密厳守、医療の専門職としての名誉を大切にすること、同僚を兄弟姉妹のように思うこと、疾患の種類や信条・国籍・性別などどんな人であっても分け隔てなくすること、命を最大限尊重すること、脅迫を受けても人々の自由を侵害することに医学的知識を使用しないこと。最後に「私は名誉にかけて、厳粛にこれらを誓う」とあります。

　どれも当たり前のことばかり。ないがしろにしていいことは1つもあ

りません。私たちの仕事も同じです。医療という特別な仕事をしているんだという自覚をもち、患者さんにとって最良の判断をし、最高の技術を提供するのが仕事です。

　でも最初はなかなかそうもいかない。患者さんにしてみれば、目の前の歯科衛生士はまだまだ若い。最高の医療を提供できそうには見えないかもしれない。しかし、あなたがその患者さんを思いやっていることは伝わります。一生懸命です。きっと頑張って勉強や練習を積んでくれているって患者さんは思う。**だからあなたに診てもらおうって決めるんです。**あなたに任せることは、1人の歯科衛生士を育て、その先にいるたくさんの患者さんの健康維持に一役買うことになるだろうと。

　だからこそあなたは、わからないことがあったらきちんと誰かに尋ねてからやる、調べてからやる、できもしないことをできるふりして終わりにしない、きちんと先生や先輩のチェックを受け入れる。あなたがそれをやるからこそ、患者さんはまだまだ新人なあなたに「お願いします」って言ってくれるんです。

真理衰えず
Truth never grows old.

　私たち歯科衛生士は、聖職と呼ばれる職業の1つです。医療人、教師、聖職者、弁護士、政治家、どれも人のために全力を尽くすべき職業です。いくら儲けたかでその仕事ぶりが判断できないというのも共通点。**どれだけ人のためになったかで判断されます。**人の幸福な生活が、あなたの手にかかっています。

　もう1つ、私が大切にしているのが、同じくヒポクラテスたちの言葉

と伝えられている「何よりも害をなすべからず」。なによりもまず、患者さんに害になることをやってはいけません。患者さんを傷つけるようなことをしてはいけません。その体も、その心も。それはあなたが歯科衛生士だからです。

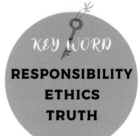

KEY WORD

RESPONSIBILITY
ETHICS
TRUTH

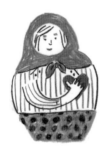

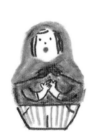

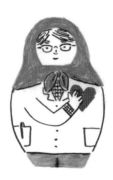

15

質問をする
ask questions wisely

思い立ったら吉日
Tomorrow never comes.

　わからないことがあったら聞きなさいと言われます。そこでわからないことを聞きに行くと「なんだそんなこともわからないのか」とか「そんなことは自分で調べろ」と言われ、"二度と聞きに行くものか！"と固く心に誓う羽目になることがある。

　しかし、わからないことをわかっている人に答えてもらうのは、最短の解決法です。しかも本当にわかっている人に聞くと、自分で調べるよりも、自分が本当に知るべきことを知ることができます。本当にわかっている人は、私には何が必要でどう答えてあげると、それを理解できるのかもわかっています。さすがな人たちです。

　また、本当にわかっている人は、その道の専門家だったり、日常的にそれを行っている人たちなので、教え上手でもあります。教え好きの人も多いです。自分が好きなことの話をするのは楽しいですよね。自分が興味をもっていることを聞いてくる人のことが大好きです。包み隠さず教えてくれます。

　"あの方とは一度も話したことないし……"なんて、雲の上の人でも遠

慮をすることはありません。彼らはあなたの質問をいまかいまかと待ち構えているに違いありません。質問をしに行ってあげてください。喜ばれること請け合いです。

君子危うきに近寄らず
Let sleeping dogs lie.

いつも思うのですが、中途半端にしかわかっていない人に限って、「なにかケチでもつけようってんじゃないか」といわんばかりに、こっちが全然聞いていないことを話し出します。

質問に対して質問を投げかける。それも答えるために必要な質問でもなんでもなく、答えを回避するような質問をしてきます。こういう人には質問をしないようにしなければなりません。そうしないと、"二度と聞くか"という気持ちになって、自らの成長を止めてしまうことになりかねません。

落ち込んだり怒ったりせず、「あっ、なんでもないです」なんてわけのわかんないことを言って、その場を離れましょう。そして、その道のスペシャリストを探しに行きましょう。

いったいぜんたい
What on earth have you done?

こんなことはありませんか？

患者さんにお口の状態を丁寧に説明をして治療を促す。患者さんは「こんなに丁寧に説明していただいたのは初めてです。とてもよくわかりました。ありがとうございます」と笑顔でお帰りになる。よかった、

きちんと理解していただけたと達成感に浸る。

　ところが、次に来院したときは様相を一変させている。いったいぜんたいどうしたことだろうとお話をうかがっていると、どうやらお友だちだかご主人だかに、「そんな治療は歯医者のぼったくりに違いない」、「インプラントというのは高いのにすぐダメになるらしい」というような、どこにそんな根拠があるんだという知識を吹き込まれてきている。

　この間違った情報をなんとか訂正してあげたいと話しているうちに、金に目がくらんだ歯科医院だと思われやしないかという強迫観念にさいなまれ、焦れば焦るほどあやしい人になってきている自分に気づく。あの達成感はどこへやら。むしろ押し寄せる喪失感。

　患者さんだけではなく私たちもそうです。世の中には常識のようなウソが溢れていますし、中途半端に知識をひけらかす人もたくさんいます。「確かこうだったと思うよ」という自分の曖昧な発言が、いつの間にやら「○○さんがこう言っていました」と変化して伝わることもあります。

　最初からスペシャリストに聞きに行ってしまえば、こんな面倒をすっ飛ばすことができるのです。最初から、間違いのない、世界のスタンダードを聞くことができます。行きましょう、その道の大家のところへ。

転ばぬ先の杖
Look before you leap.

　質問をするのはとても大切なことですが、答えてもらえないときの返答のトップは「そんなの自分で調べなさい」でしょう。ちょっと調べればわかるようなことを聞きに行ったあなたにも責任があるかもしれません。いまはwebでキーワードを入れればドバッと情報が出てきます。質

問をしに行くときは、一度調べてから行きましょう。

　そして、「調べてみたのですがよくわからないので」と切り出します。これで第一関門は突破できるでしょう。調べたデータを持参しましょう。さらにリアリティが増します。

　答えるほうもまったくのチンプンカンプンに説明するより、関係単語のいくつかは理解している状態の人に説明するほうが容易です。質問する側も、ゼロからのスタートではせっかく聞きに行って答えてもらっても、結局のところ「なんだかよくわかんなかった」ということになりかねません。**一度調べてから聞きに行くのは、基礎を把握しておくという意味でたいへん効果的です。**手ぶらで聞きに行かないように。

信頼の源
To be trusted.

　医院のスタッフはみんな歯科関係者ですが、患者さんは年齢も仕事も趣味もさまざまです。患者さんも自分が好きなことを話すのが大好きです。いろいろ質問をして聞いてあげましょう。

　また、患者さんの話をしっかりと聞くのはもちろん大事ですが、たまには自分の話もしましょう。信頼関係はまず知り合うことから始まります。相手がどのような人なのかを知ることで、安心感が生まれるのです。

　「○○歯科のスタッフさん」より「妹思いで料理好きな歯科衛生士の○○さん」のほうが親しみがあっていいでしょ。そういうところから安心感や信頼が生まれるのです。

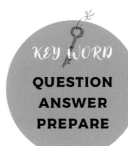

KEY WORD

QUESTION
ANSWER
PREPARE

16

教わる
To be a wise learner

改めるに遅すぎることはない
It is never too late mend.

　患者さんから「きちんと磨けていますか？」と聞かれることがありますよね。それってちょっとうれしくないですか？　そう聞かれるとこちらも気合が入る。しっかり教えてあげなくちゃって思う。

　「ここって、どうやったらうまく磨けるんでしょう？」と聞かれるとまたまたうれしくなって、はりきって教えてあげちゃう。そういう患者さんはたいていとても素直でチャレンジャー。「なるほど！　ちょっとやってみていいですか？」と私に鏡を持たせて即チャレンジ。一生懸命な姿を見ると私も燃えてくる。そしてまたアドバイスをする。説明を加える。

　応援してると患者さんは次第にコツを摑み、「これならできそう！」とうれしそう。「ありがとうございました、やってみます！」なんて満面の笑顔で感謝の言葉をくだされば、私のほうこそお礼を言いたい気分です。こちらこそ、素敵な時間をありがとうございます。私もモチベーション上がりました！　歯科衛生士やっててよかった！　また教えてあげるね、ちゃんと伝えてあげるね、わかりやすく、やさしく教えてあげ

るねって思っちゃう．

　教える側をやる気にさせるって大切です．だからこそ、教わり上手の患者さんは、どんどん歯磨き上手になるし、丁寧な応対を受け続け、歯科医院が好きになって、楽しく健康維持ができるのです。私たちもそう。教わり上手になれば、注意されるのではなくアドバイスがもらえる、一方的な指示ではなく説明してもらえる、丸投げではなく応援してもらえる。それっていいよね。

おごれる者は久からず
Pride will have a fall.

　ある患者さんの歯周病治療を行い、再評価をしました。プロービングデプスは減少しましたが、プラークがたっぷり残っているので、このまま快方に向かうとはとても思えません。そう説明をしていると、「あなたがきちんと歯磨きの仕方を教えないからだ！」とキレ出しました。

　歯磨きの仕方もフロスの仕方も教えているのですが、自分がプラークコントロールできないのは教え方が悪い、教える回数が少ないというのです。どんな説明に対しても言い返してくるタイプなので、いつもアポイントを長めにとって質問に答えていたのですが、正直こちらから積極的に教える気にならない人でした。ましてやそんな挑戦的な態度で言われたら、ますます教えてあげようという気にはなりません。

　教わる態度ってあるよなぁと思いながら、深いため息。お母さんを怒らせたら美味しい夕飯作ってもらえないし、美容師さんに感じ悪くしたらステキなカットは望めない。ましてや担当医師に激しく言い返すなんて恐ろしくって、私にはできません。相手の"気持ち"が失せれば、自分

も何かを失ってしまうかもしれないから。

失敗なければなにも成さない
He who makes no mistakes makes nothing.

　質問をすると、「そんなことも知らないのか！」という態度をとる人がいます。そういう人に聞いちゃダメです。教わろうという気持ちが失せますし、教わる習慣がなくなります。人は誰かにそういう態度をされると、他の人にも教わらなくなるものです。

　教えてくださいと言うと「待ってました！」と答えてくれる人に教わりましょう。「なるほど！」という答えをくれる人に教わりましょう。そして、そういう教え方をしてくれる人をたくさんもつといいです。歯周病に関してはこの先生、技術的なことはこの先輩、全身疾患についてはこの先生と、その道のエキスパートに教えを請うといい。

　たいていその道の専門家は、その分野が大好きです。サッカー好きの友人にサッカーについて質問をすると、聞いてもいないことまで答えてくれるでしょ？　しかも教えるのがとっても楽しそう。知りたかったこと以上に知ることができますし、楽しく学ぶことができます。ついでに教えてくれた人も大満足。お互いがハッピーになれるというものです。

　たとえ大先生だとしても、教えてください！　って言ってみるといい。つれない態度をされたなら、「この人には聞いちゃいけないんだな」ということを学べるわけで、それはそれでいいじゃない。

生兵法は大怪我のもと
A little learning is a dangerous thing.

　教わるためには、自分の知っていることを整理しておく必要があります。最悪なのは知ったかぶり。その道の専門家は、あなたの薄っぺらな知識をあっさり見抜きます。わからないことは、「わかりません」、「知りません」、そして「教えてください」と素直に聞きましょう。

　多少理解していたことでも、「ああ、それは知ってます」なんて偉そうに言い返されたら、その先を教えてあげようという気が失せます。「だったら聞くな」って思うもんね。「とてもよくわかります」と感謝の言葉の後に、「こういう場合はどうですか?」と質問を重ねていけばいいんです。

　根拠のない自信は脇に置いて素直に聞くこと、「それからそれから」とうながして最後まで聞くこと、そして感謝の気持ちを伝えることを絶対に忘れないように。愛らしい教わり上手になって、1人で学ぶその100倍成長しちゃいましょう。

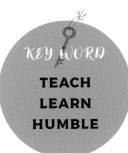

KEY WORD

TEACH
LEARN
HUMBLE

17

備える
Get ready

予防に勝る治療なし
Prevention is better than cure.

　「患者さんの質問にうまく答えられないのですが、どうしたらよいで
しょうか？」と聞かれることがあります。どんな状況だったかを聞いて
みると、答えられない理由のほとんどは、質問の答えがわかっていない
からでした。"質問されたことについて詳しく知ってはいるんだけど、
どう説明したらいいのかわからない"というよりも、"何となくはわかる
けど、自信をもって答えられるほどの知識がない"という状態です。

　かといって、正直に「知りません」と言ってしまうと患者さんの信頼
を失ってしまいそうで、わかっているふりをして適当に説明しながら冷
や汗を垂らす。無事逃げ切れると踏んで話し始めたけど、むしろボロが
出て大惨事。そんなことしてたら、逆に信頼を失ってしまいます。

　その場かぎりの逃げを打つよりも、「なんとステキなご質問！　私も
詳しくは知りません。次回きちんとお答えできるよう調べておきますね
♪」と笑顔で答えたほうがずっといい。患者さんは「あら悪いわね」、
あなたは「いいえ、よい機会をいただきました。ありがとうございま
す！」。知らないと認めることで、よりいっそう信頼が深まります。

そもそも、患者さんからよく聞かれる質問って、たいてい同じようなこと。「よく聞かれる質問集」を作り、しっかり調べてきちんと答えられるようにしておけば、TBIやコンサルテーションの時間が100倍楽しくなると思うな。

質問がきたら「待ってました！」って自信をもって答えられるし、患者さんからは尊敬の眼差し。「この人すごい！　この人が担当でよかった」ってなるもんね。うまく対応できれば、「やったぜ！　気分は最高！」ってなるでしょう。

準備することこそ成功の秘訣
Before everything else, getting ready is the secret of success.

私は、月に1〜2回のペースで講演をします。ペラペラとお気楽にしゃべっているように見えるらしく、「どうしたら緊張しないで人前で話すことができるのですか？」とよく聞かれます。

100人もの人の前に立ち、これから何時間も話すのだと思うと、私だって緊張します。それが1時間だろうが5時間だろうが、緊張はしてるのです。参加者がウトウトしていたり、つまんなそうな顔をしていれば気にもなります。

だからこそ、十分に準備をします。少なくとも自分では「バッチリ！」というところまでプレゼンを作り込んで、何度も流れを確認し、加えたり、削除したり、入れ替えたりを繰り返す。話す内容については、さまざまな角度から調べる。わからなければネットで調べるだけじゃなく、信頼できる人に聞く。知識だけじゃなく、みんなが興味をもってくれるよう、そもそもどんなことに興味があるのかを真剣に考えます。

もうこれ以上できないってくらいにやるので、講演当日は吹っ切れています。「これでダメなら仕方ない」と爽やかです。ウトウトしている人を見つけても、たまたまこの部分には興味が湧かないのだろうと思うし、この人疲れているんだろうなぁとか、院長に行けと言われて嫌々来たのかなぁと、自分を責めることはほとんどありません。

　一人残らず100%満足する講演って、なかなかできないけれど、**準備したからこそ安心して話せる。**備えあれば憂いなし。

警戒は警備となる
Forewarned is forearmed.

　「物」もそうです。使い勝手のよい道具を、必要な数だけ揃える。しょっちゅう滅菌が間に合わない、使いたいときに他の人が使用中、患者さんを待たせているので仕方なくいまひとつ効果の低い別の道具を使い、診療のクオリティーを落とす。こんなことではダメでしょう。

　頻繁に足りなくなるのなら、買い足しましょう。それが無理なら、代わりになる器具を用意するというように、システムの変更を考える。他にも、同じ道具を使いそうな予約を重ねないようにするとか、受付が気づかずに予約を重ねてしまうなら、カルテに鮮やかな色のカードを入れておくとか、診察券にクリップをつけて気づきやすいようにするとか、できることってあるでしょう。

　少なくとも、いまこのスタッフ数とシステムでは間に合ってないのだから、そのたびにあれこれぶつくさ言い続ける暇があれば、即改善！

転ばぬ先の杖
Look before you leap.

歯間ブラシと歯ブラシはどちらを先にやればいいですか？

フッ素は本当に安全ですか？

歯磨きのペーストは何が一番いいですか？

子どもが生まれたのですが、歯磨きはいつからやればいいですか？

母乳がやめられないのですが、むし歯になっちゃうでしょうか？

子どものおやつは何をあげればいいですか？

永久歯が生えてこないのですが、いつまで様子をみればいいですか？

子どもが歯ぎしりするのですが、大丈夫でしょうか？

食後30分以内に歯を磨いちゃダメなんですよね？

歯がしみるのですが、どうしたらいいですか？

おすすめのうがい薬は何ですか？

歯間ブラシが折れちゃうのですが、どうしたらいいですか？

よく口内炎ができるのですが、気をつけることありますか？

タバコは軽いのにしましたけど大丈夫ですよね？

どう？

備えはバッチリ？

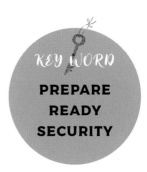

KEY WORD

**PREPARE
READY
SECURITY**

18

書き留める
Writing down

悪いことは砂に、よいことは大理石に書け
Write bad things in sand, but write good things on a piece of marble.

　新人さんが、教わったことをまとめ、自分用のマニュアルノートを作っているのをよく見かけます。今日やったこと、注意されたこと、それぞれの治療で用意するもの、器具の名前から使い方。愛らしい文字に丁寧な絵を加えたノートは、わからないことだらけで不安を抱えながらも、頑張っている新人さんの宝物。

　半年後には、条件反射でできるようになる準備も、初めは抜けることばかり。そんなとき、ノートを確認する習慣があれば不備も起こりません。それに、ノートを作るという作業自体が、聞いたことをより深く記憶に残します。そして、一生懸命メモをとる新人さんの姿を見て、先輩たちや先生はよりいっそう「丁寧に教えてあげなくちゃ」と思います。**たいていメモをとっている人のほうが熱心なので覚えがいい。**仕事を真剣にやろうという気持ちが、メモをとることに繋がっている。周りは温かく見守ってあげようと思うでしょう。

　人は忘れる生き物です。学んだことを忘れ、やろうとしたことを忘れます。忘れ物をしてしまうと、なんだか自分がダメな人みたいに思えて

落ち込みます。もちろん仕事はスムーズにいかないし、周りの人にストレスをかけてしまいます。ポケットにはいつも小さなメモ帳とペン。大事なことは書き留めて、しっかり頭に入れましょう。

予防に勝る治療なし
Prevention is better than cure.

　1969年、アメリカの化学メーカー「3M社」では、強力な接着剤の研究開発が行われていました。ところが、そのときできた接着剤はとても接着力が弱く、簡単に貼り付くのですが、簡単に剥がれてしまうものでした。このおかしな接着剤を何かに使えないかと開発されたのが、接着する付箋「ポスト・イット®」です。

　この付箋の強みは、貼る場所を何度も移動させたり、いらなくなったら跡を残さず剥がせるところです。重ねて貼り付けることもできます。やろうとしたことで、やれば簡単に終わることは、この付箋に書き留めておきます。基本1枚に1項目。

　たとえば、診療中に気づいた薬品の補充。バタバタして忘れないよう付箋にメモ。お昼休み前に取りにいく。これでもう診療中に慌てることはないでしょう。口腔内写真を撮影した患者番号も小さなメモ、手が空いた人がまとめて記録ノートに書けばスムーズです。やり終わったらどんどん捨てます。

　私は休日の朝にも付箋作業をやります。「掃除」、「靴磨き」、「書類整理」、「カレー（作り）」と1枚1項目で書いておき、やったらどんどん捨てていく。途中で"今日はパスタ気分"となったなら、カレーの付箋はとっとと捨てて、「パスタ」と書き込む。買い物リスト付箋には、残り

少ない調味料などがメモしてあります。付箋を持って買い物に出かければ、買い忘れもありません。

　時間がなくなり書類整理が難しそうになったら、そのまま置いておかないで、「今度やること付箋」をまとめたボードに移動させます。最後にすべてがなくなると、なんだか「自分って頑張ってる！　えらい！」という気分になる。ただやっているより、書き留めて捨てるほうが、ぐっと達成感が上がります。

早めに1針縫うことは後の9針を省く
A stitch in time saves nine.

　すぐにはできないけれど、やり忘れないようにしないといけないことは手帳に書きます。「シャープニングの本を探す」というのは、ネットで調べればすぐにわかるかもしれない、他の医院のベテランさんに聞くのがいいかもしれない、ディーラーさんに売れ筋を聞くという作戦がいいかも。何通りもの方法が浮かんでいたり、いますぐではないけれど早いうちにやらなくちゃいけないことです。こちらもやり終わったら線で消します。「シャープニングをマスター！」という目標も書いておきましょう。

　目標を達成して線で消すときの気分は爽快です。友人への「結婚祝い」もここ。どこかのショップに行ったとき、じっくり考えて選びたい。忘れられないことだけど、いますぐにはできないことの一つです。書いて、そして消す。引かれた線の数だけ、自分の成長と生活の充実が感じられます。

習慣はあらゆる難事を容易にする
Custom makes all things easy.

　患者さんにインタビューをするときもメモをとります。記憶は消えてしまいますが、記録は残ります。病気のことはもちろんですが、話の端に出てくる家族のこと、趣味のことも書き留めます。愛犬は大切な家族の一人ですし、愛するお孫さんは最大の関心事。長くお付き合いをする私たちも覚えておきたいことです。

　担当患者さんを引き継ぐこともあるでしょう。そんなとき、この記録は後任のスタッフに話の糸口を伝えてあげることになります。患者さんが嫌がること、注意すべきことなどは、見やすいところに赤ペンで大きく書いておきます。こういうことがきちんと引き継がれていないと、それじゃなくても担当者が変わって不安な患者さんをさらに不安に、あるいは不愉快にさせてしまいます。

　また、インタビューの最中、話したことをきちんと書き留めてくれているのは、しっかり聞いてくれていることが見た目でもわかるので、患者さんにとっての安心感に繋がります。患者さんもインタビューに対し、きちんと答えようと思うでしょう。

　<u>**書き留めるのは、自分のためでもあり、他の誰かのためにもなる。**</u>そんなメモは、必ず手近に置きましょう。書いておかなくちゃと思ったとき、紙がないじゃ最悪です。早速「メモを用意」とメモメモメモ！

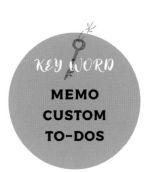

KEY WORD

MEMO
CUSTOM
TO-DOS

19

足元を固める
Basic knowledge

砂上の楼閣
House of cards.

$Ca_{10}(PO_4)_6(OH)_2$　さてこれは何でしょう。

正解は、エナメル質を形成しているハイドロキシアパタイトの化学式です。

はい！　いま、速攻ページをめくろうとしたあなた！　あなたのための話です。ちゃんと最後まで読むように。

歯科衛生士である以上、私たちはむし歯や歯周病から逃れることはできません。でもどうでしょう。どうやってむし歯が作られるのか、ちゃんとわかっていますか？　歯周病はどうでしょう。それがわからず、予防を語ることはできません。

フッ素が歯にいいことは知ってるでしょうけど、どういいの？　歯が硬くなるって鉄みたいに？　唾液の緩衝能ってどういうこと？　かんしょーって何？

むし歯は化学です。歯は人間の身体のなかで最も硬い部分。それが酸によって溶かされるという化学反応で、むし歯ができます。酸性になるというのはH^+（水素イオン）がうようよあるってこと。ハイドロキシ

アパタイト中にある水酸基のOH君はこの強引なH$^+$に心惹かれ、$Ca_{10}(PO_4)_6(OH)_2$ から出て行ってしまう。そして、カルシウムやリン酸との関係も崩壊してしまう。

OHはHと一緒になると、Hが２つとOが１つ、さて何でしょう？「H_2Oで水」、大正解。そう、このよそよそしい分子式も、実はパズルみたいなものなんです。わかってしまえば怖くないでしょ。

フルオロアパタイトも緩衝も、実はここの足し算、引き算。だからこそ $Ca_{10}(PO_4)_6(OH)_2$ が重要なんです。

基礎工事
Strengthen the foundation.

地盤がしっかりしてないのにビルを建てたらどうなりますか？　ぐらぐらする、倒れちゃう、そもそも建物なんて建てられない。建つのはせいぜいテントくらいです。

歯科衛生士の仕事も同じ。軟弱な地盤じゃいつも不安で自信がもてない。ちょっと風が吹けば飛ばされちゃうようなテント暮らしの歯科衛生士人生。いまはなんとか切り抜けられても、いつか逃げ場がなくなります。たとえば、後輩に教えるような立場になったときに、とっても困る。いちおう足し算は学んだものの、しっかり理解できてないところにかけ算の宿題。そりゃ無理ってもんですよ。そのままいったらお先真っ暗。

だから基本は完全にマスターするんです。カリオロジーの本は１ページ１ページ理解できるまで読む。歯周組織の図はあんちょこなしで描けるようにする。最初をすっ飛ばしているから次がわかんなくなってつまんなくなる。しかも、"わかんなくてつまんない"は、基本がわかる

まで永遠に続きます。でも基本をマスターし、しっかりとした土台があれば、その上にはどんな建物でも建てられます。自信をもって仕事ができるということです。

基本を身につける
Master the fundamentals.

　先日、生後5ヵ月のお子さんをおもちの患者さんに、細菌感染の話をしました。生まれたときはほとんどお口にいない細菌がどうやって感染するのか。そもそもむし歯とはどんな病気なのか。いまできることは何なのか。お母さんは自分の子どものことですし、いままさに注意をしなければ、この子の一生を決めてしまうかもしれないのですからそりゃもう興味津々。繰り出される質問に一つ一つお答えしていたら、尊敬のまなざしです。「本当にこのタイミングで来てよかったです。このお話をいま聞いてなかったら、子どもの歯をダメにしていたかもしれません。本当に本当にありがとうございました」と、とっても喜んでくれました。

　ちゃんと勉強をしていて本当によかった。基本を学び足元を固めることで、患者さんのぜーんぜん興味が湧きませんオーラを「わー、そうなんですね！　すっごく参考になります！」に変えることができる。「フッ素はなんで歯にいいんですか？」という質問に、もうビビることはありません。「歯周病菌は歯周ポケットの中にいるのに、なんで歯を磨くんですか？」というごもっともな質問に「そーですよねぇ……」とへこむのはもう終わりです。むしろ、「私この話詳しいので、30分くらい語っちゃいますよ」とジョークを笑顔で飛ばしちゃうかも。

　ちゃんと勉強しておけば、しっかり話ができる。きちんと治せる。患

者さんも自分もすっきり。お互いイイ感じ。患者さんからも院長からも信頼される。だからこそ、毎日やりがいをもって仕事ができるってわけです。

ローマは1日にしてならず
Rome was not built in a day.

　足元を固めるというのは地道な作業です。イマイチ興味が湧かないこともあるでしょう。しかし、大きな木を支えるのは地面の下の根っこです。次第に幹は太くなり、葉は生い茂っていきます。そんなあなたを支えるのは、張り巡らされた根っこです。

　しっかりとした土台の価値を知るのはもっと先のことかもしれません。でも、**いまあなたが固める足元の土台は、必ず未来のあなたを支え、たくさんの果実を実らせてくれます。**

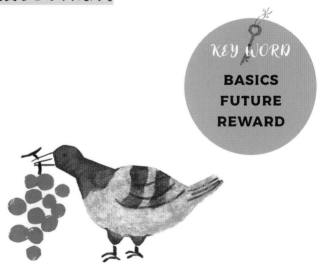

KEY WORD

BASICS
FUTURE
REWARD

20

貯金をする
Save for your future

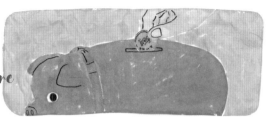

天は自ら助くる者を助く
Heaven helps those who help themselves.

　日本は少子高齢社会です。出生率は年々下がり、65歳以上の人口の割合は増え続けています。なんでこんな話を始めたかというと、あなたも年をとり、自分の生活を自分一人で支えることが難しくなる日が来るかもしれないけど大丈夫？　と言いたいんです。

　高齢者用施設への入所費用は、そこそこの生活を望むなら2,000万円以上とされています。自分の子どもに面倒をみてもらうという構図はもう期待できないし、親なら子どもに面倒をかけたくないと思うでしょう。そもそも結婚しない人が増え、子どものいない夫婦も増え、しかも3組に1組は離婚している。自分の面倒は自分でみなければならない可能性大ということです。75歳ごろに2,000万円、ある？

　「あなたは何歳まで仕事をしますか？」と彼氏のいない女子たちに質問をすると、「お金持ち見つけて、とっとと専業主婦したぁ〜い」という答えが返ってきます。あなたの周りにお金持ちの夫を見つけて、余裕ある専業主婦している知り合いはどのくらいいるんですか？　現実は厳しい。

たいてい王子様はお姫様と結婚します。あなたがお姫様なら心配ありません。親が莫大な遺産をくれそうなら余計なお世話でした。でも、もしそうでないのなら、自分の生活費を自分で稼がなきゃならない可能性大ですし、結婚しても共働きの可能性大です。

　もしかしたら、自分の老後の費用は、自分一人で貯めなければならないかもしれない。頑張って60歳まで仕事をするとして、あなたが現在25歳ならあと35年。もし子育てなどで５年間休職したとしても30年。2,000万円をその間に貯蓄するとなると、年間約67万円で、いまから月に５万円強の貯金が必要だということです。

　もはや年金で楽々老後というのは期待薄。年金支給年齢は、みなさんが高齢者になったころには70歳を超える可能性もあります。年金は貯蓄とは違います。自分が収めたお金がどこかの金庫に蓄えられていて、高齢になったとき、それが分割で支払われるわけではありません。

　現在収めている年金は、いま、年金を受け取っている人たちに払われています。これからは払う人が少なくなり、受け取る人がどんどん増えます。どうなるでしょう。「月に５万円の貯金なんて、む〜り〜」なんて笑ってる場合じゃないってことです。

　そもそも60歳まで働いて、仕事を辞めてから年金をもらえるまで、何年間あるでしょう。10年間かそれ以上？　その間どうする？　現在、国民年金の受給額で最も多いのは、月に６万円前後の層です。

　さあどうする!?

人事を尽くして天命を待つ
Do the likeliest, and God will do the best.

これって歯磨きに似ています。歯周病もう蝕も、自覚症状が出にくい病気です。噛みにくいとか痛みが出たときには、たいてい重症で元には戻りません。なんともないのに歯磨きをする、なんともないのにメインテナンスに通う。そのときはあまり価値を感じられないかもしれない。でも、それは貯金と一緒。後々になって「ああ、あのとききちんと通っていてよかった」と思う。

多くの人は毎日歯を磨いていますが、きちんとプラークが落とせている人は少ない。そんな歯磨きを続けるのではなく、きちんとプラークが落ちるような磨き方を指導してもらう。きちんとプラークが落とせるようになり、歯周病やう蝕の効果的な予防方法を知り、実行した人たちは、健康を手にします。それをしてこなかった人は、先々苦労するわけです。

的確な予防をせずに生えたての6番が早々にむし歯になり、レジン充塡が二次う蝕になり、クラウンになりブリッジになる。7番も同じ運命を辿り、抜歯になれば義歯かインプラント。クラスプがかかった歯ももともと健康ではないのでそのうち抜歯になり、次第に義歯が大きくなる。そういうのしょっちゅう見るでしょ。ちゃんと貯金をしていたら、ならなかったことです。

なんともない健康な歯を守るのは簡単です。お菓子を食べ続けるとか、ジュースやスポーツドリンクを飲み続けなければ、そうそうう蝕にはならないし、歯磨きがしっかりできていれば歯周病にもなりません。

貯金があれば、先々困ることはない。でも、いまはなんともないから「む〜り〜」と貯金を先延ばしにすると、後々しっぺ返しが来る。あの

とき、ちゃんと予防しておけばよかったというのは、後になって気づくこと。気づいたときには手遅れです。

誰もが自分の運命の設計者である
Every man is the architect of his own fortune.

　勉強も貯金です。その知識は、なければないでなんとかなっちゃうかもしれない。でも、コツコツと勉強を続けていれば、毎日の診療がちょっとだけ変わり、治療の結果もちょっとだけ変わる。治らなかった深い歯周ポケットが、前よりちょっと浅くなる。

　勉強している最中は、変化に気づかないかもしれない。でも10年後、振り返ってみれば、大きな違いを実感するでしょう。「あのとき、なんとなく歯石を取って、治らないなぁ〜なんて患者さんのせいにしてたけど、ちゃんと勉強してここまで治せるようになって、本当によかった！」そう思う。

　毎日の仕事だけに忙殺され、ただ唾を吸ってセメントを練り、見えてる歯石だけを取る。それだけを続けるのと、そもそも歯周病とは何なのか、どうやって治すのか、インスツルメントの選択、テクニック、きちんと学ぶのと自前の知識だけでやるのじゃ大違い。

　ぬかるみのような土台に家を建てるのではなく、地盤を固め、倒れない柱を立てる。それが勉強です。セミナーだの本だの、お金も時間もかかるけど、その貯金は、あなたの未来を確実に変えます。

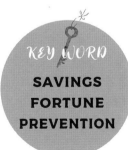

KEY WORD

**SAVINGS
FORTUNE
PREVENTION**

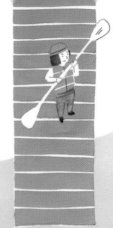
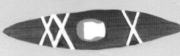

外に出よう
顎を上げて
上を向いて
深く息を吸って
風になろう

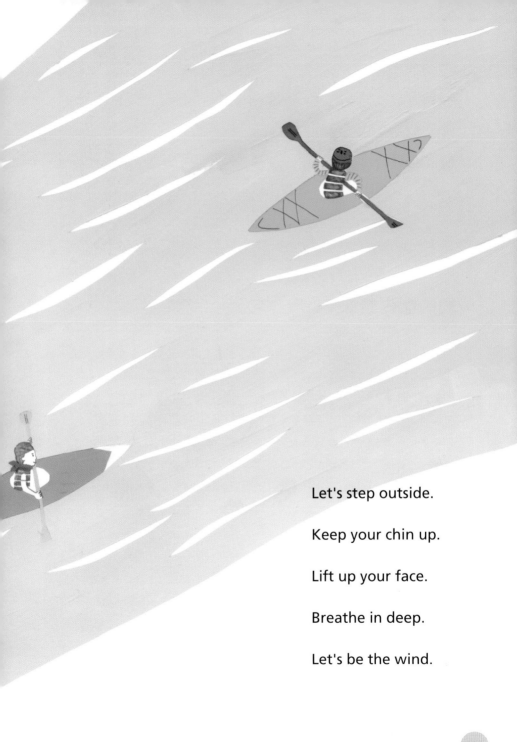

Let's step outside.

Keep your chin up.

Lift up your face.

Breathe in deep.

Let's be the wind.

21

確実
Certainly

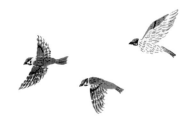

知的な作業
Intellectual works

　見学に行った医院でインプラント埋入オペを見せていただきました。すばらしく美しいオペをなさる先生で、切開、縫合などため息が出るほどです。アシスタントとのコンビネーションがまたすばらしい。

　オペはとくに集中力が必要ですから、たいていは術者中心で進み、アシスタントはそのペースに合わせることが求められます。それはそれでよいのですが、この医院ではアシスタントのペースも測りながらのオペ進行。お互いの息はピッタリです。術者、アシスタントともに所作に無駄がなく、名人と呼ばれる料理人の料理を見ているようです。

　医院見学は年に何回か行きますが、アクロバティックで素早い縫合に度肝を抜かれるようなこともあります。術者が差し出した器具がものすごいスピードで奪うように次々と取られ、そして次々と手元に器具が渡されていく、まるでイリュージョンを見ているような歯科医院もあります。でも、このオペ室にはゆったりとした心地よい時間が流れている、そんなふうに感じました。ものすごく速いわけでもなく、かといってのんびりでもなく、一つ一つが確実に進んでいく。

オペを受ける患者さんは肉体的にも精神的にも疲れます。とくに切開してからは、できるだけ早く閉じてあげたほうが治癒もいい。だとしても、時間を短くすればそれでいいというわけではありません。**一つ一つを確実にするからこそ、理想の結果になるのでしょう。**

十分な準備
Well-prepared

オペにはなんせ準備する物がたくさんあります。オペの最中に「あれがない！」、「これが足りない！」なんてことになると、そりゃもうたいへん。どの医院も器具の写真を撮ってファイリングし、写真のとおりに揃っているかを確認したり、器具をリストアップして表を作りチェックを入れたりしていますが、そこは人のやること。スタッフによっては、チェックが入っているのに器具がないなんてこともあるようです。

しかし、この医院はアシスタントの動きがまたすばらしい。彼女の慎重な動きを見ていれば、そんなことはないだろうとわかります。オペの最中も器具の確認を徹底している。ネジや蓋はきちんと締まっているか２度確認。しかもその動作がスムース。丁寧にやるのはいいけれど「それ２度やる必要ないだろ！」と言いたくなるようなのろのろとした動きをする人もいるけれど、もちろん彼女の動きは素早い。

さりげなくそれでいて確実に確認をしている。ちゃんとしたいと思う彼女の気持ちが伝わる。ミスは許されないと思うのは、院長からそう言われたからではなく、彼女自身がミスをする自分を許さないから。思わず私は首を振り「彼女すごいわぁ」と心の中でつぶやきました。

類いまれな集中力
Exceptional concentration

　「ミスをするな」と教えるのもよいですが、そもそもミスはしようと思ってするわけではありません。ミスをしないようにというのは、言われなくてもわかっている。その言葉を繰り返せばミスがなくなるわけではありません。仕事をミスなく確実に行うというのは、**ほとんどがモチベーションの問題、やる気がないからミスをする。**やる気がないから集中しないし、確認もしないわけです。

　では、優秀なアシスタントである彼女のモチベーションはどのように育てられたのでしょう。それは院長の姿に繋がります。院長がそういう仕事のやり方をしています。もちろん、患者さんを治してあげたい、元々の自分の歯のように噛めるようにしてあげたい、治療前よりきれいにしてあげたいという気持ちもあるでしょう。しかしそれだけではなく、まるで自分と戦っているかのように、集中してオペをしています。

　その院長の姿を見ていたら、いい加減なアシスタントなんてできるわけがない。院長のプライドが彼女に伝わり、彼女の集中力とアシスタントとしての彼女のプライドを育てているように見えました。仕事はもちろんたいへんだろうけれど、やりがいをもってできるだろう。

人は物ではない
People, not things.

　仕事を確実に行うのはもちろん大切ですが、手元にばかり集中すると、患者さんという「人」が見えなくなります。たとえば、術前に行う患者さんのドレーピング（オペ中に清潔域と不潔域を分けるため、そして、

患者さんの服などが汚れないようにするため、滅菌した布で覆うこと）を手早く行うために、まるで患者さんを荷物のようにくくっている人もいます。

　また、テレビドラマのオペシーンのように、滅菌パックを一気に破りテキパキとかっこよくやるのもよいですが、滅菌パックを開ける「ビリッ」という音は、体験したことのない患者さんには耳障りです。私たちは何度も破っているから気にならないだけです。できるだけ耳元ではやらないよう、うるさい音がしないように心がけます。

　あなたが扱っているのは、「物」ではなく「人」。「簡単な手術です」と説明されていても、患者さんはいつも以上に不安になっているのは間違いない。そんな患者さんの気持ちを一緒にくるむよう、声をかけながら、可能ならばおしゃべりをしながら進めていったらどうでしょう。

　「いつもと同じですよ」、「大丈夫ですよ」、「きれいになりますね」、「楽しみですね」と声をかけながら手を動かす。ドレープや膝掛けをかけるのもそーっと。やさしく体に添わせてあげれば、その行為自体が、患者さんにあなたの思いやりを伝えるチャンスに。患者さんも「この人なら安心」ってなりますよ。

KEY WORD

**CERTAINLY
GENTLY
CAREFULLY**

22

熱く語る
Talking with passion.

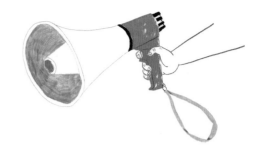

熱く語る
Talking with passion.

　ある勉強会で長期症例を見せていただきました。初診時は補綴も多く、骨欠損もすごい口腔内だったのに、中断と再来院を繰り返しつつも、ホープレスと思われた多くの歯が20年を超えて残っている。それは、患者さん自身によるプラークコントロールの徹底。つやつやになるほどに磨き上げられた根面。パーンと張った歯肉。これだけのコントロールが長期にわたって継続できているなんて、患者さんにどんなアプローチをしたのですか？　と先生に聞いてみました。

　「熱さだよ。あのころは若かったから、患者さんにはもちろん、誰にみられても恥ずかしくない診療をしたい、そう思っていた。なんとかしたい、治したいと熱く思っていた。その熱い想いが伝わったからだと思うよ」

　歯周治療は、もちろんプラークコントロールが基本。コントロールができなければ、その先はない。だから、**プラークコントロールの大切さについて、患者さんに熱く話したんだよ**と教えてくれました。

　そう、熱い想いは伝わる。そして人を動かす。「このプラークは絶対

に取らなくちゃいけない。歯周病のあなたは、それを毎日ちゃんとしなければいけない。それができなければ、あなたの歯はもたない。あなたがプラークをどれだけ取れるかで、あなたの歯が何本残るかが決まる。だからちゃんとやらなくちゃいけない！」と私たちは本気で伝えなくちゃいけない。

「なかなか難しいですよねぇ〜」なんてプロのあなたが言ってたら、患者さんを本気で磨かせることなんてできやしない。

心を変えて人生を変える
You change your life by changing your heart.

私は喫煙者の患者さんに言います。

「治療はしないほうがいいです」

だって、治療なんてしても治らない。一時はよくなるかもしれないけど、ちょっと進行が遅くなるくらいです。歯周治療なんて、楽しいことは１つもない。治療後は痛みが出るかもしれない。いままでなんともなかった歯が、しみるようになることだってある。そんなのわざわざやって、しかも治らないかもしれないなんてどうですか。そんなこと、お金を払い、時間を割いてまで、やらないほうがいいと私は思います。

すると患者さんは言います。「タバコをやめろってことですか？」と。私はきっぱり言います。

「いいえ、吸うのはあなたの勝手です。だってあなたの歯であって、私の歯じゃないですから」

喫煙はもちろん自由です。ただし、タバコを吸いつつ健康になるという選択はありません。タバコか歯か、両方を手にすることはありません。

お金は払いたくないけれど、ダイヤモンドは欲しいというのと同じこと。どちらかを選べばよいのです。歯は要らない、タバコが欲しいというのならタバコを吸えばよいし、そうはいっても歯がなくなると困るというのなら、タバコはやめるしかない。ご自身で選んでください。そう熱く語ります。

患者さんによって、言葉の選び方、伝え方を変えますが、事実を伝えます。患者さん自身が、自分の人生を選べるようサポートするということです。躊躇はしません。だって患者さんのためだもの。

稀にタバコを吸いまくっているのに、なんともない人がいます。そういう人ならいいですが、歯周病が進んでいる患者さんなら、選択肢は2つ。しかも、選択を先延ばしにしてのんびりタバコを吸ってたら、選択肢はなくなる。もしまだ間に合うのなら、その選択を迫るのは歯科衛生士であるあなたの仕事です。ひるんじゃだめです。**"健康"を選べるチャンスは、いましかないんだから。**

熱弁を振るう
Impassioned speech.

むし歯だらけの乳歯だったお子さんが、顎の発育も悪く、歯列のスペースも少ないため上顎3番が埋伏となり、その歯を引っ張り出すため全身麻酔で手術を行ったと聞きました。なんてかわいそうなことでしょう。私の患者さんは、絶対そんなことにはしたくないと思いました。子どものむし歯を作るのは、たいていは親です。子どもが自分でむし歯を作ることはありません。

「だってこの子がジュースが欲しいってうるさいんですよ」、「ほら、

先生がジュースはダメって言ってるでしょ」と、何でも人のせいにする親御さんがいらっしゃいますが、誰がジュースを買って来るのよ。3歳のこの子じゃないでしょうが。それにまだ3歳のこの子が、むし歯予防のためにジュースは飲まないようにしようって閃いて、決心するわけないでしょうに。そんなお母さんには、はっきり言います。「このむし歯を作っているのはあなたです。そしてこのむし歯を止めるのも、あなたしかいないんです」と。たいていお母さんは、にょろにょろ言います。「でも、この子が……」。そういうお母さんを私は逃がしません。

「あなたがどうするかです！」

だってそうです、お母さんの決意次第なんですから。3歳の子どもを説得するよりも、親御さんを変えたほうが百万倍早い。「そうですよねぇ〜」なんてお母さんの肩をもって、むし歯の片棒を担いでちゃダメです。

あなたが自分を変えなくちゃ、お母さんだって変わらない、ってことは、**この子のむし歯を作り続けるのは、あなただってことですよ。**逃げちゃダメ。親御さんを変えるのは、もうあなたしかいないんだから。この子を守れるのは、あなたしかいないんだから。熱く語って、変えるのはあなた。

KEY WORD

**PASSION
CHANGE
DETERMINATION**

23

あっぱれ!
Well done!

人の振り見て我が振り直せ
Every man's neighbor is his looking-glass.

　あんなに丁寧に説明したのに、どうしてこの患者さんはいつもいい加減な歯磨きなんだろう、そう思うことってありますよね。そんな磨き方じゃいつまで経っても治らないのに。何度も説明して、何度も何度も染め出して現状を説明しているのに、何でちゃんと磨かないんだろう。

　患者さんが「歯なんていらないよ」と思うからでしょうか。違いますよね。みんな自分の歯を守りたいと思っている。「抜けたっていいや」なんて思う人はいないでしょう。

　では、そんなあなたに質問です。あなたは定期的に人間ドックに通っていますか?　自分の歯の健康を守るのは、専門家のあなたならできるかもしれない。でも自分の体を守るには、それ相応の知識が要るはず。あなたが患者さんにやっているように、専門的な検査も必要でしょう。

　まだ若いから自分は大丈夫なんて思うのは甘い!　若い人にも生活習慣病はありますし、自覚症状が出るようになったら元に戻すのは不可能という病気もたくさんあります。

　「歯周病は自覚症状が出にくい病気ですから、定期的に検査する必要

があるんですよ」と普段あなたが患者さんに説明をしているのと、全身疾患も同じはず。

なかなかできるもんじゃないでしょ
Regular dental visits can be a hassle.

　ここまで読んで「ホントだ！　自分が患者さんに説明しているように、自分も定期的に人間ドックを受けなくちゃ」と思った人もいるでしょう。ですが、そんなに多くはないんじゃないかな。

　人はもちろん健康でいたいと思うけど、いま問題がないのなら、わざわざ何かをするのはめんどくさいと思うものです。病院を選ぶのも手間ですし、病院の診療時間と自分の仕事時間はほとんど重なっている。予約の空きが自分の都合と合わないかもしれない。お金がかかるのも嫌だし、何かの追加検査が必要なんてことになり、ごっそり払うはめになったらどうしよう。まだ行ってもいないうちから心配は山積み。

　あげくに「ここがこんなに悪くなってます」なんて言われたらどうでしょう。落ち込みますよね。悪いところを見つけてもらうために行ったはずの病院だけど、悪いところが見つかったら嫌。ものすごく悪くなっているなんて懇々と説明されたら、もう二度と行きたくないって思うかもしれません。患者さんの気持ちとはそういうものです。

　それなのに、あなたの医院に定期的に通ってくる患者さんはすごいと思いませんか？　あっぱれです。歯科医院はすごく楽しいことをやる場所じゃない。唇を大きく引っ張られたり、チクチクされたり、風をかけられたりするのに、毎回文句も言わずに来るなんて、なんて人でしょう。

　えらいなぁ、自分の体を大切にしているんですね、将来のことを考え

ている、すごい！　またここが汚れていますなんて言われるのを覚悟して、ちゃんと磨いていないのを承知で、それでもきちんとメインテナンスを続けるなんて。あなた、できますか？

よくやった！
Good for you!

　日本歯科医師会が実施した、15 〜 79歳の男女10,000人を対象にした歯科医療に関する一般生活者意識調査（2018年４月）によると、定期的な歯のチェックを受けているのは、31.3％だそうです。ここ１年の間に歯のトラブルにより生活に支障があったと回答した人は、51.4％も。４人に３人はもっと早くから健診や治療をしておけばよかったと後悔しています。

　なのにメインテナンスに通う人たちのほとんどが、"異常を感じていない"のに来院します。なんという意識の高さ、なんという行動力。医院にいらしたというだけでも「あっぱれ！」、賞賛に値します！

すばらしい！
That's awesome!

　患者さんが来院しました。かなりの覚悟が要ることがわかりましたね。あなたに会うのは楽しみかもしれないけれど、もともと歯科医院はあまり行きたくない場所です。痛みがあるのならともかく、いま不都合はなくて、行ったら何か問題が発覚するかもしれないのに、自分の健康維持のため、未来のために勇気をふり絞っての来院かもしれません。

　コンビニの1.5 〜 ２倍の軒数がある、居並ぶ歯科医院のなかからあな

たの医院を選んでくださいました。それだけでも「本当にありがとうご
ざいます」でしょう。

　「こんにちは」の言葉に、「ようこそ」という気持ちを載せましょう。
ようこそいらっしゃいました。お天気もすっきりしない今日なのに、お
家でのんびりお茶を飲んでいたのに、わざわざ支度してここまで来てく
れたんです。しっかりご挨拶、丁寧に対応、ちゃんと診てあげて、きち
んと治療して、スッキリしましたと帰っていただきましょう。

　悪いところを探して、ここがダメ、あそこが汚いって指摘する前に、
すごい、えらい、あっぱれ！　ようこそという気持ちで迎えてあげなく
ちゃ。

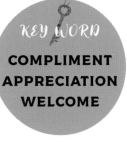

KEY WORD

COMPLIMENT
APPRECIATION
WELCOME

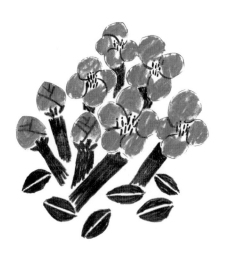

24

気づく
Aware

鋭い質問
Sharp Questions.

　子どもは時折鋭く、そして遠慮のない質問をします。甥っ子がまだ小さいとき、駅のホームにいる見ず知らずのひげの濃いおじさんにいきなり「どろぼうなの？」と尋ねました。おじさんは「どろぼうじゃないよ」とやさしく答えてくれましたが、見ていた私は血が凍りました。

　鋭い質問は心を動かします。答えやすい質問よりも、いろいろなことを考えさせてくれます。「フッ素ってなんで歯にいいの？」なんてストレートな質問も、自分は理解していても、相手にわかりやすく、そして使う気になるように答えるのは難しい。答えるうちにしどろもどろになってきて、意外ときちんと理解していないことに気づくなんてこともあります。

　しかし、そのことに気づいてしっかり調べ、答え方をじっくり考えると、使えるフレーズが生まれます。そして、その基本形を使って説明することができます。考えさせられるような質問は、人を育てます。さまざまな気づきを生みます。たぶんひげの濃いおじさんも、出かける前にはちゃんとひげを剃らなくちゃと気づいてくれたんじゃないかな。だと

いいんだけど……

うっかりする
I wasn't noticing.

　歯間ブラシを例に挙げてみましょう。患者さんに「ちゃんと歯間ブラシを使いましょうね」と言って、全員が「はいっ！」とやってくれれば簡単なのですが、そううまくはいきません。ほとんどの患者さんは「歯間ブラシをやるべきではない」と思っているわけではありません。「歯間ブラシをすると歯と歯の間が空いてきちゃう」と思ってやらない人もたまにいますが、多くがとくにやりたくない理由があるわけではなく、ただなんとなくやらずに済ませているのです。

　そんなときはこんな質問が効果的です。「ここのプラークはどうやったら取れるでしょうか？」、「歯間ブラシを使うのと使わないのとでは、どのくらい汚れの取れ方が違うと思いますか？」、「歯間ブラシを使うとどんな変化があると思いますか？」というような質問をし、**患者さんのなかにある歯間ブラシを使う理由を引き出すわけです。**

　質問にはクローズドクエスチョンとオープンエスチョンがあります。クローズドクエスチョンは答えが一つしかない質問。たとえば、年齢や出身地を聞くような質問や二択の質問がそうです。「好きですか？　嫌いですか？」というような質問です。

　オープンクエスチョンは答えがいくつもある質問です。相手から気づきを引き出すためには、オープンクエスチョンを多く使います。私はよく撮影した口腔内写真を見せて、「どうですか？」と聞きます。とてもアバウトな質問ですが、答えの幅が広いので自由に答えることができま

す。

　患者さんは「汚い」とか「いっぱい治療している」と自分の口について答えたり、「こんなことをしてくれた医院は初めてです」と診療の進め方について答えたりします。写真を見ての気づきは人によって違います。その人の気づきをさらに掘り下げていきます。「どのあたりが汚いと思いますか」、「どうすればきれいになると思いますか」、「こういう道具があるんですけどやってみますか」、「道具が増えますがどうですか」、「できそうですか」というように。

　一方的に指導するのではなく、相手の気づきやニーズを引き出しながら、情報提供をしていきます。患者さんは自分の考えに基づいたアドバイスをもらったという気持ちになりますから、一方的な指導のときのように「あーまた歯磨きしろって話か」という不満は生まれません。

　どうするのかは自分で考え、自分で選んだのですから「やはり歯間ブラシはしなくちゃ」、「歯間ブラシでないと取れないし」、「歯間ブラシを使おう」となります。「歯間ブラシをやってください」という指示命令型指導よりずっと継続のための動機づけができます。

気づき
Awareness.

　説明など外からの動機づけを外発的動機といいます。「歯間ブラシをしたほうがいいですよ」と"言われる"のが外発的動機。それに対して"自分から"「歯間ブラシをしよう」と思うのが内発的動機です。行動が継続されるのはもちろん内発的動機です。自分から歯間ブラシは使ったほうがいいことに気づくのです。

「やってみてどうですか」、「やった後どんな感じがしますか」、「使う前といまとではどんな違いがありますか」、「どのあたりに変化がみられましたか」、「どのくらい効果があると思いますか」、「また使ってみたいと思いますか」、「そうですか、また使った感想を聞かせてくださいね」、たとえばこのようにして聞いていきます。

　質問しなければ、なんとなく使いはじめて、なんとなく使わなくなってしまうかもしれません。しかし、質問を受けることで、自分に「どうなんだろう」と質問をするわけです。そして歯間ブラシをやった後の爽快感を思い起こし、変化を見つけ、効果を実感し、継続して使おうと決めるのです。

　私たちはよく正しい説明を求められることが多いのですが、話すだけではなく質問すると患者さんが考えてくれます。「自分はどう思っているんだろう」、「自分はどうしたいんだろう」、「どうすればいいんだろう」と自分に質問をすることで、どうしたいのかがはっきりし、自ら「こうしよう！」という強い動機になるのです。

　さて、みなさんに質問です。「今回出てきた質問をすると、患者さんにどんな変化が起きると思いますか？」

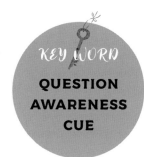

KEY WORD

QUESTION
AWARENESS
CUE

25

ニーズを引き出す
I need you

必要は婆ちゃんを走らす
Need makes the old wife trot.

　よく、「患者さんが歯間ブラシをやってくれないんです、何度も何度も話すんですけど。どうしたらやってくれるでしょうか？」という質問を受けます。私は「なんでやってもらいたいの？」と聞きます。「治ってほしいからです」。歯科衛生士の鑑！　と言いたいところですが、患者さんが "あなたのために" 歯間ブラシをやるかしら？

　あなたが患者さんに歯間ブラシをしてと "お願い" をしていると、患者さんは「あなたのためにやってあげようか、どうしようか」という選択になる。すると、まあそれほどの関係でもないし、歯間ブラシはめんどくさいからやらない。もしくはあなたがとても熱心に勧めるから、ちょっとはやってあげようかと思うけど、いざやってみたら難しいのですぐにやめてしまう。

　患者さんにとって歯間ブラシは、やったほうがいいのはわかるけど、めんどくさいもの。「今日は部屋の掃除をしよう」と思って掃除をするのと、「今日は部屋の掃除をしてほしい」と言われたから掃除をする、この違いです。

自分からやろうと思ったことはわくわくして楽しいし、長続きもする。言われてやることは、他にやりたいことがあったりすると、イヤイヤやることになる。だから、患者さんが自ら「そうだ歯間ブラシをやろう！歯間ブラシやらなくちゃ！」そう決めるようなお手伝いをしましょう。

腹ぺこの人は遠くの食べ物も嗅ぎつける
A hungry man smells meat afar off.

　あなたが患者さんだったら、どういうときに「歯間ブラシをやろう！」と決めるでしょう。歯間ブラシの効果について説明を受けるのも１つです。「そうか、歯間ブラシってそんなにいいんだ」と理解すればやる気になる。

　「鼻の頭になんか黒いのついてるよ」って言われたら、「ひえぇ〜どこどこどこどこ!?」ってなるでしょ。ものすごく取りたい。「肩に糸くずついてるよ」というのはどうでしょう。取りたいけど、鼻についてる黒いヤツに比べれば、それほど緊急性は高くないですよね。

　「歯間ブラシしたい！」と思わせたい。そのためには３つの質問で患者さんのニーズを引き出します。まずは状況質問。いまの考えや思いを聞き出します。「最近、歯磨きはどうですか？」、「歯周病検査の結果はこうでしたがどうですか？」、「ここが赤くなっていますがどうですか？」というような質問です。「歯周病どうですか？」という質問は日本語としては微妙ですが、ざっくりしているだけに、患者さんは自由にいろいろなことを考えることができます。

　「教えられたようにやってるんだけど、ちゃんと磨けているかしら。不安だわ」、「まだ病気のところが残っているのね。どうしたらいいのか

しら」

　ここで「だからこそ歯間ブラシです！」と伝えるのもいいですが、暗示質問を入れます。「炎症はどこに残っているでしょう？」、「どうしたらここの炎症がなくなると思いますか？」。歯科衛生士であるあなたのゴールは“患者さんが歯間ブラシをやるようになる”です。そこに導くような質問です。患者さんが「歯間ブラシをやればいいんだ」と気づくような暗示質問は、クイズを出すようにするといいです。

　「やっぱり歯と歯の間の歯磨きは難しいわよね」、「ここは歯ブラシだと磨けないものね」なんてコメントが引き出せたら解決質問。「どうすればいいと思いますか？」と質問をするわけです。いよいよ歯間ブラシの登場です。

　以前お話ししているのなら「そうです、歯間ブラシが効果的なんです」、まだなら「そうです、だから歯ブラシの他にも道具が必要なんです」となるわけです。「やっぱり歯間ブラシはきちんとやらないとダメね」、「歯間ブラシしか届かないもんね」と患者さん自ら歯間ブラシやらなきゃと認識できたらゴールに到達。

　一方的な提案より、**患者さんのニーズを引き出して自分で歯間ブラシをやろう！　と決めれば行動も長続きします。**質問を使って、ニーズを引き出しましょう。

ライフスタイルを売る
We sell a lifestyle.

　「今日はキャベツが安いよー」もいいけど、「今夜は豚肉と炒めるだけで簡単な回鍋肉はどう？」、「ちょっと手間をかけてロールキャベツなん

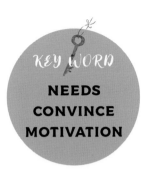

ていいよね」、「このキャベツは最高に甘みがある
から、ちぎっただけでバリバリいけちゃうよ」な
んてキャベツを手に入れることで得られる明るい
未来が見えてくれば、断然買う気になっちゃうよ
ね。

　「歯間ブラシは慣れるまではちょっとめんどくさいかもしれませんが、
慣れてしまえば１〜２分でできちゃいます」、「歯ぐきがしまってくるの
でやめられなくなりますよ」、「口が軽くなるような感じです」、「続けて
いる方はみなさん、やらずにいられないっておっしゃいます」と続けて、
さらにモチベーションアップ！

　「そんなふうになるのなら、絶対やらなくちゃ！」。歯間ブラシを
やったその先にある明るいイメージを広げてあげましょう。

　もし患者さんが「最近、歯間ブラシやらないと気持ちが悪いのよ、や
るとすっきりするものね。教えてもらって本当によかったわ」なんて
言ってくれたらどう？

　さ、やってみましょう。

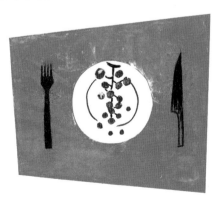

26

誰のためか
Whom is it for?

余計なお世話
It's none of your business.

　たとえば、胃の具合が悪くて病院に行ったとします。何かの病気になっているんじゃないかと不安です。検査が終わり、担当医が「胃がちょっと荒れているようです」と言いました。たいしたことはなさそうです。

　次に先生は「胃というのは」と図を描き始めました。意外と複雑な形をしているようですが、そんなことには興味がないので聞き流します。薬だけ出してくれればいいのに、まだまだ話は続きます。右上の何とかいう場所の下と、左下の何とかいうところが荒れているそうですが、上だろうが下だろうがわかったところで何にもならないし、大きさをmm単位で細かく説明されても2mmと4mmの差がよくわからないので、「だから何なんだ」とイライラしてきました。

　続いてX線写真を示し「ほら、荒れてるでしょ」と言われましたが、そもそも正常な胃のX線写真像を知らないので、「ホントだ！」とはならない。したり顔で白っぽいところを指さす先生に一応フムフムとうなずいておきます。

すると、「辛い食べ物など刺激の強いものは胃に悪いです」と、当たり前のことを熱く語り出しました。辛い物は好きなので、「そうですよねぇ〜」と反省しているふうの小芝居をしましたが、ウソがばれたようで、やる気のない私にさらに熱心に注意事項を並べます。「ご丁寧な説明のおかげで、生活習慣をガラッと変える気持ちになりました。ありがとうございます！」ともっていきたいのはわかりますが、そんな気持ちにはさらさらならず、むしろうんざり大迷惑。

　ようやく、「ちゃんとしないと、いつか外科手術になっちゃいますよ！」と自分の説明下手を、あたかもこちらのせいにするような脅し文句を吐き捨てて終了。会計では、あんな無駄話のためにこんな高いお金を払わされるのかと、怒りすら湧いてきました。ちょっと荒れているだけなら、「たいしたことないですよ」と言ってすぐ終わりにしてくれればいいのに。胃の構造なんて、知ったところで何にもならないよ。

　で、最後に渡されたパンフレットには、「胃潰瘍の患者さんへ」とありました。えっ？　ちょっと胃が荒れているって胃潰瘍なの？　それ大丈夫なの？

正直は最善の策である
Honesty is the best policy.

　あなたはそんな説明していませんか？　患者さんが興味のないことをズラズラ並べ、説明しましたってことにする。説明責任を果たせばそれでいい？

　患者さんへの説明は、患者さんが健康になるための動機づけです。
患者さん自身が、病気を治すための行動を起こさなければむしろ迷惑。

大切なのは相手に合わせることです。

　患者さんにプラークコントロールについて指導を行うとき、最も重要なことは何でしょう。それはまず、**「あなたは歯周病です」と伝えること**です。やんわりささやくのではなく、患者さん自身が「自分は歯周病なんだ！」と自覚できるようはっきり伝えます。

　自分がいままさに病気なんだと自覚すれば、「どうしたらいいでしょう？」と聞いてくるはずです。そうなったら「あなたの病気はプラークという細菌の塊が原因なので、その細菌をしっかり落とすことが重要です。それにはこの道具を使ってプラークをこのように落とします」と教えてあげればいい。自分が病気だと言われた患者さんは"治したい"と思うので、あなたの指導を真剣に聞くでしょう。

　自分が歯周病だという自覚もないのに、歯周ポケットの形なんて、多くの人は興味が湧きません。ほとんどの人は毎日歯磨きをしているわけで、また新たに歯間ブラシだのデンタルフロスだの、面倒を増やすのは嫌だなと思うのが普通です。そこでまずは患者さんに、あなたの話を聞く理由を伝えることから始めます。あなたは病気なので、私の話を聞いたほうがいいですよと伝えるわけです。患者さんは病気だと言われてよい顔はしないでしょう。悲しい顔をしたり、少し怒ったようになるかもしれない。だとしても、まずは患者さんの健康のため、あなたは病気なのですと伝えます。

　そんなこと言ったら、患者さんが傷つくかもしれないと不安ですか？でも患者さんは病気です。それは紛れもない事実。たとえば、雨が降っていたら、今日の天気が雨なのは紛れもない事実です。好きとか嫌いはあるとしても、今日は誰がなんと言っても雨。見渡す空のどこにも空色

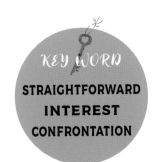

KEY WORD

STRAIGHTFORWARD
INTEREST
CONFRONTATION

は見えません。

　患者さんが歯周病であることは、今日が雨であるのと同じで紛れもない事実です。「明日は晴れるよ」とか「雲の上には青空が広がっているから」とごまかすことはできても、いままさに雨が降っている事実を変えることはできません。患者さんに「あなたは歯周病です」と伝えるのは気が進まないかもしれないけれど、患者さんにとって、とても重要なことなのです。

見せかけの友よりあきらかな敵のほうがマシ
Better an open enemy than a false friend.

　ある歯科衛生士から質問を受けました。かなり背の低い患者さんのようで、何らかの病気や障害があることは間違いありません。その歯科衛生士に病名を尋ねると、「聞いてません。でもインターネットで調べました」とのこと。「病気や障害をおもちですか？」と聞くのは患者さんに悪いと思ったから、聞かなかったそうです。

　それ間違ってたらどうするの？　全身疾患は、歯科治療に影響することがありますし、投薬の内容によっては治療が禁忌の場合もあります。病名を聞かないのは、患者さんに対するやさしさですか？　患者さんのためになるのでしょうか？　もちろんなりません。病名を聞かれると嫌な思いをするかもしれないなんて、医療の現場でその感覚はあり得ない。

　街の洋服屋さんがお客さんに病名を聞くのとわけが違います。私たちは単なるサービス業ではありません。患者さんが気持ちよく帰りさえすればそれでよいということにはならない。**必要なら、患者さんの曇る表情にも向き合う、それも私たちの仕事です。**

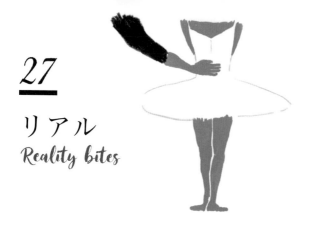

27

リアル
Reality bites

女は美しい顔としたたかな心をもつ
Woman has a fair face, but a tough heart.

　花嫁が結婚式に向けて、マジでダイエットをするのを何度も見ました。毎日食べてたお菓子をパッタリやめ、お昼はサラダと豆腐。以前はマヨネーズをかけまくってたのに、オリーブオイルとお酢の自家製ドレッシングに変えていました。毎朝コンビニで買ってきていた砂糖がたっぷり入った紅茶の紙パックは、マイボトルのハーブティーに。彼の実家とのやりとりはストレスらしく、それはそれでダイエットをイー感じに後押ししてくれているみたい。

　そして、式当日は見違えるようなウエストライン、背中のお肉は跡形もありません。なんというモチベーション！　なんというコミットメント！　これだけのやる気を患者さんから引き出せたら、どんなによいでしょう。

いまを超える好機なし
There is no time like the present.

　やる気は内側から生まれます。「なぜあなたはダイエットをするべき

なのか」を他人から説明されても、自分の内側にやる気がなければ「ですよねぇ〜」というだけ。「したほうがいいだろうなぁ〜」とは思うかもしれませんが、"ダイエットをする"という行動は起きません。自分のなかに「ダイエットをするのだ！」という気持ちが生まれて、初めて行動が起こります。

花嫁はなぜダイエットができたのでしょう。

・理由その1：行動の理由が明確である

多くの人は、自分の結婚式以外でドレスを着る機会はほとんどありません。幼いころから憧れ続けてきたドレス姿の自分。何としても美しく着こなしたい。

ところが、理想のドレスはたいていポッチャリさんに向けて作られたものではありません。現在の体に合ったドレスを探すより、この素敵なドレスに体型を合わせたいと思う女心。

そして、結婚式参列女子の評価はめちゃめちゃ厳しい。ドレスも食事も会場も、すべてが評価の対象となる。だって自分もそうだったから。友人の式のとき、「あれってイケてないよねぇ〜」と無責任に言っていた。今度は自分がその目に晒されるとなれば、しびれまくる。状況をものすごくリアルに想像できる。こりゃ痩せないわけにはいきません。

・理由その2：やらなかったらどうなるのかも明確

もしいまダイエットをしなければ、微妙なドレスを選ぶしかありません。もしくは、ウエストは絞ったものの、お腹がポッコリ、二の腕はもっこり、背中を出したらドレスの上にお肉がこんもり、顎のラインはムッチリ。無数に撮られる写真の自分は、角度によっては目を背けたくなるようなもので、しかもSNSで拡散必至。生きた心地がしません。

・理由その3：きっかけ

　痩せなきゃなぁ……、3年で5kgくらい増えたしなぁ……、最近まったく運動してないのに食べすぎだよなぁ……とモヤモヤ思い続けていたところに、結婚が決まるという最高のきっかけ。いましかない！　人生最大のダイエットチャンス！　大好きな彼を喜ばせたい。友だちに見栄も張りたい、負けたくない、うならせたい。

　目の前にあった扉がどんどん開き、その先に真っ青な青空が見えてくるようです。なんというリアル。輝やかしい未来に手が届くのを確信できる。よっしゃ、やったるで！

変革せよ、変革を迫られる前に
Change before you have to.

　患者さんにも3つの理由があるはずです。治療の継続にしても、プラークコントロールの徹底にしても、生活習慣の改善にしても、それらの行動の理由は明確です。**もうむし歯にはなりたくない、歯周病を止めたい、歯を失いたくない。**

　やらないとどうなるのかもわかりきったことです。またむし歯になるでしょうし、歯周病は止まらない、歯を失ってしまいます。せっかく歯科医院に足を運んでいるのですから、いまこそ歯や歯ぐきに意識が向いた最高のきっかけ。行動を変えるチャンス！

　なのに、主訴が解決してしまうと来なくなる。それはどの行動の理由もリアルじゃないからです。

　もちろん病気はイヤです。でも、それを止める行動を起こすほどの実感がない。今回むし歯になった歯は、削って詰めてもらいました。最初

治療は怖かったけど、麻酔もそれほど痛くはなかったし、歯を削るのも短い時間でしたから、それほどつらくありませんでした。次またむし歯ができるのは、何年か先のことだろう。そのときまた来ればいいや。そんな感じ。

　そのように"考え"ているのではなく、なんとなくそんな"感じ"がしているだけ。次またむし歯ができる実感は、いまはまったくありません。スタッフもみんなやさしいし、またむし歯になったらこの医院に来よう！　と笑顔が生まれるくらいです。それはそれでうれしいことだけど、治療を繰り返すことの怖さについては、きっちり伝えてあげなくちゃ。

覆水盆に返らず
It is no use crying over spilt milk.

　むし歯の治療は、削って詰めるともとどおりになったように感じるかもしれません。でもそうじゃない。歯には穴があいていて、そこにプラスチックや金属などの異物が詰め込まれただけです。

　歯周病は「なんともないから病気じゃない」とは限らない。ましてや重度になり失われた顎の骨が、もとどおりになることはありません。

　患者さんを脅すのはダメだけど、病気の怖さについて患者さんがリアルに感じてくれるよう、はっきり伝えてあげなくちゃ。

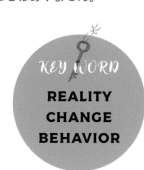

KEY WORD

REALITY
CHANGE
BEHAVIOR

　行動が起きるのは、「なんとなく病気にはなりたくないなぁ〜なんてレベル」じゃなくて、「もう絶対にこの病気にはなりたくない」とリアルに思うときだから。

28

ごめんなさい
My apologies

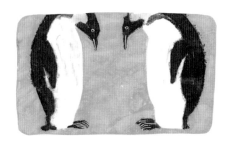

仏の顔も三度まで
Even the patience of a saint has limits.

　知人に、とことん謝らない負けず嫌いの元気な人がいます。とにかく自分の非を認めません。お歳のせいもあってか思い違いやもの忘れ、メールの誤字脱字に意味不明の変換などはしょっちゅう。

　それなら忘れないよういつもメモをする習慣をつけるとか、約束は必ず確認をとるとか、メールの文面は見直してから送信すると毎回注意をすればいいと思うのですが、そんなことはせず、自分のミスを必ず誰かや何かのせいにします。

　「明日は８時ね」とさんざんみんなで話したのに覚えておらず、自分は聞いていないと言い張る。メールの件名に「６月」と明記されているのに２月の日程と勘違いした挙句、あなたの書き方がわかりにくいからだと返してくる。お付き合いもうんざりしてきます。

　自分が謝らないのは、海外との取引が多い会社の社長だからだそうです。アメリカは訴訟社会なので、自分の過ちを簡単に認めてしまうと、すぐに訴えられる。日本人は欧米人と比べ、自分が悪くないことに対しても主張をしなさすぎだと熱く語る。

確かにそうかもしれない。もっと日本人は、「それは私たちが悪いわけではない」と声を上げてもよいかもしれない。でも、私たちが暮らす日本には、「お先にどうぞ」という協調や寛容の文化があります。"われ先に"と人を押しのけている人を見ると、みっともないと思う。自己主張が少ないというのは文化の違いであり、一概に悪いこととは言えないでしょう。

　それに、そもそも彼がミスを繰り返すのは、日本人の自己主張とはまったく関係ないんじゃないのかな。自分の犯した小さな失敗を認めて謝ることをせず、「日本人は」なんて一般論をもち出してみたり、ここはアメリカでもないのに「訴訟社会では」なんて突拍子もない言い訳をし、「自分は悪くないのだ！」と主張するなんてあきれちゃう。

　単なる自分の勘違いなのだから、なんのかんのと理由をつけず、「ごめんね」でいいじゃない。言い訳している姿って哀れで、思わずため息が出ちゃう。「はぁ、そうですか……」って肩の力がどっと抜けて、むしろ疲れる。自分が悪いと気づいたら、すぐ「ごめんなさい」って謝ろうよ。

過ちては改むるにはばかることなかれ
It is never too late to mend.

　あきらかに自分のミスじゃないのに、自分が悪いと思ってもいないのに、「すみません」を連発する人がいます。また、何でも謝れば済むと思っているような人もいます。目上の人から言われて、自分は悪くないと思っても謝らなくちゃいけない状況は、社会人になればあるでしょう。謝ることで誰かの怒りが収まって、ギクシャクした雰囲気が改善される

117

こともあります。自分が悪いのなら謝る。でも自分が悪くないと思ったら、きちんと説明をして身の潔白を証明する。それができたらスッキリするでしょう。

　責められたり叱られたりすると、どんな状況でも思わず謝ってしまったり、逆に思わず反論したり言い訳したりすることがある。そんなとき、ちょっと立ち止まって考えてみよう。「自分は悪い？　悪くない？　自分の責任もある？」。自分に非があると思ったら、その部分についてはちゃんと謝る。謝っておいて、影で「自分は悪くないのに」なんて言っている人ってかっこ悪い。

　人間なんだから間違いはあるでしょう、完璧にできないこともあるし、「ごめんなさい」と謝る機会はこれからの人生何度もあるはず。それは当然のことで、避けられないことです。謝ったからといって、あなたの何かが大きく損なわれるわけではありません。一つの問題にケリをつけるというだけのことです。**これからも「ごめんなさい」と何度も言うのだと、いまから覚悟を決めておきましょう。**

過ちは人の常、許すは神の心
To err is human, to forgive divine.

　ミスをした人から、「だって」、「でも」、「それは」と言い返されると腹立たしいですよね。「忘れていた」、「勘違いだった」くらいならまだしも、見え透いた嘘をつかれたり、しまいに「あなたのほうが悪い」、「だってみんなそうしているもん」なんて反論されたら、もうこの人とは一緒にやりたくないと思う。後輩ならもうこの人には教えたくないと思うし、先輩ならばもうこの人にはついていけないと思います。

そもそも、「自分は悪くないのだ」と言い張っているということは、反省していないわけで、また同じミスを繰り返すということ。今回は自分が悪かった、でも次は同じことをやらないようにします、ごめんなさい。だからこそ、同じ失敗を繰り返さないようになるのでしょう。

　ミスをして謝っている人を思い浮かべてください。素直に「ごめんなさい」、「すみません」、「ごめん」、「悪い！」、そう言って頭を下げている人、手を合わせている人、落ち込んでいる人。

　確かに相手は悪かった、でも許してあげようとすぐに思えます。一度はカチンときたけれど、こちらもすぐ次に行けそうです。失敗したことで、次から注意するポイントがはっきりしました。次は同じ間違いをしないように気をつけるでしょう。

　まあいいよ、きっと今度はうまくいく。むしろ大事にならず、よかったかもしれない。よかったよかった、次はバッチリ！

　一緒に頑張ろうね。今度はきちんと見ていてあげるね、私もうまくフォローできなくて「ごめんね」。

KEY WORD

APOLOGY
FORGIVE
RETRY

29

知られざる世界
The unknown world

一口いかが?
Would you like a sip?

日本歯周病学会歯科衛生士教育講演で、東京医科歯科大学名誉教授であり"寄生虫博士"と呼ばれる藤田紘一郎先生の講演を聞きました。現在先生のお腹には寄生虫のサナダムシがいます。名前は「キヨミちゃん」。先生は健康のためサナダムシを飲んだそうです。

サナダムシというのは人では消化管に棲み、リボン状の寄生虫で長くなると10mにもなります。元気なときは1日に20cm大きくなり、200万個の卵を産むそうです。

この時点で私はもう「おえっ」。先生は、キヨミちゃんと共生してから中性脂肪もコレステロールも下がり、いたって健康。寄生虫の排泄物の中のタンパク質がアレルギーを防ぎ、腸内細菌をコントロールしてくれるとか。

先生は学生時代にインドネシアでの健康調査にかかわり、糞尿が垂れ流される水で遊んでいる子どもたちにアレルギーやアトピーなどが見られず、ピカピカとした肌をしていることに驚きました。全員に寄生虫がいることがわかりましたが、皮膚炎も喘息も花粉症もないのはなぜだろ

うと考え、寄生虫がアレルギー抑制に関与しているのではないのかと研究を始めました。「きれい社会の落とし穴」と、便利で快適で清潔な社会は、逆に免疫システムを低下させているとおっしゃっていました。

その講演からほんの2週間前、私は趣味のスクーバダイビングをしにフィリピンに行っていました。水の中はきれいだけれど、水面に浮いた海藻にはビニールゴミが絡まり、その他の不快な物体の存在が容易に想像できます。

そこに暮らす愛らしいトビウオの幼魚たちを、ゴミを横目に鳥肌立てながらカメラに収めているとき、少量ながら海水を飲み込んでしまった模様。後から吐き気が止まらず、ほぼ丸1日ホテルのベットを離れることができませんでした。

同じ海辺では朝からたくさんの子どもたちが歓声をあげ、元気に遊んでいます。手を洗うときは必ず石鹸を使わずにいられない自分の生活が、自らの免疫力を落としていると実感していただけに、先生の話に思いっきり納得。それじゃあサナダムシを飲もう！　とはまったく思わないけど、知らないこと、知らない考え方ややり方、知らない世界ってまだまだたくさんあるなぁ。

転石苔むさず
A rolling stone gathers no moss.

歯周病について友人たちと議論していたとき、下顎前歯の歯肉退縮した広い空隙に、しょっちゅう歯石を付けてくる人の話になりました。他はきれいに磨けているのに、毎回そこだけ歯石を付けてくる人っていますよね。

すると一人が「そういう人って毎日牛乳を飲んでることが多いよ」と言うのです。「自分もそうだったの、牛乳やめたら付かなくなった。だから歯石付けてくる患者さんに牛乳飲んでいませんかってよく聞くの」

なるほど、もしかしたらそれかも。そういう視点、ありますよね。牛乳の習慣摂取について質問するだけで、歯石沈着が解決しちゃうかもしれません。日本には牛乳を飲めば、歯や骨が硬くなるとか、牛乳でカルシウムを摂れば、健康になれるという思い込みがあり、好き嫌いにかかわらず、牛乳を習慣的に飲む人がいます。

「健康」には数多くの「神話」が存在し、正しいものもありますが、間違っているものもある。「伝聞」による根拠のない噂話も多い。甘いものを食べても、すぐに歯磨きすればむし歯にならないとかね。

また、大昔はう蝕を診断するため、「視診」や「触診」をしていました。それがX線写真で見られるようになり、CTも進化しています。新しい技術が生まれれば、新しい考え方ややり方も生まれるはず。学生時代に教わったことをないがしろにしちゃダメだけど、いろんな人たちの話をちゃんと聞き入れなくちゃ。

まさか！
No way!

尊敬する先生に、重度歯周病症例を見せていただきました。10㎜あった歯周ポケットが、3㎜以下に改善しています。へこんでいた歯肉も、SRPと1回20分の歯磨きで、外科処置をやらずに戻っている。X線写真で見えた歯根周辺の黒々とした影は、はっきり白くなっています。骨ができたわけ!?　こんなにたくさん!?　と仰天。

とどめは、シャープニングに使う茶色いインディアナストーン。路肩のコンクリート並みにザラザラです。そんなの使ったらキュレットの刃なんてあっという間になくなっちゃうよと思いますが、このすばらしい治療を、このストーンが支えているのです。「治る」も「治す」もまだまだ勉強しないとな。

あなたが信じ続けるならば
If you keep on believing.

　山中伸弥先生のiPS細胞は、もはや未来の医療ではありません。歯周組織再生が実用化されるのは、それほど遠い未来ではなさそうです。

　すでにあるけど知らない世界は広い。知らないことは存在しないことじゃない。まだ発見されていない技術は星の数。

　いつかう蝕や歯周病にならない方法が見つかりますよね。それは薬なのか遺伝子操作なのか、いまはまだ誰も知らない何かなのか。歯科医院なんて場所が、いらなくなる日が早くくればいいね。

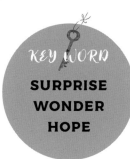

KEY WORD

**SURPRISE
WONDER
HOPE**

30

ありがとう ♥
Thanks

ならぬ堪忍するが堪忍
No remedy but patience.

　あるとき「裏切られた」と感じる出来事がありました。"あんなに一緒に頑張ったのに……"と、ショックで身体が凍りつき、固まり、何も受け入れられないような感じになりました。相手を恨む気持ちばかりで、なんでこんな目に遭うのだろうと落ち込みました。

　しかし、落ち込んでばかりもいられないので、直接その人に会うことにしました。きちんと話したほうがよいと思って提案したのですが、正直顔も見たくないと思っていましたから、かなり憂鬱。

　何かうまい方法はないかと知り合いの先生に相談すると、その先生は「ありがとうって言ったらいいよ」って言うのです。はぁっ!?　私の説明を聞いてましたか!?　あんなヤツにありがとうってあなた、頭がおかしいんじゃないですか!?　そんなこと言えるわけない、言う気もない、言う気になるわけもない、とんでもないと。でも心のどこかにひっかかっていました。「ありがとうと言う」ということが。言いたくはないけれど、言うと何かが変わるような気がしていました。

　当日の話し合いはすれ違うばかり、手の施しようがないほどでしたが、

ある瞬間私は「ありがとうございました」と言いました。「とにかくここに来てくださったことに感謝します。ありがとうございました」と。そう言った後、状況は好転したかというと、まったくそうはならず、話し合っても無駄なんだということがはっきりしただけでした。

　でも、私のなかでは大きな変化が起きました。自分が一方的な被害者と感じる立場から、「もう仕方のないこと」と過去形になったのです。自分から踏ん切りをつけられたと感じました。いまでもそのことを考えると、とっても憂鬱になりますが、見方は変わっています。**「ありがとう」の言葉が、一つの事件を終わらせました。**

　それからの私は、「ありがとう」を探すようになりました。つらければつらいほど探します。とんでもないことに出会っても、ここから何か学べないか、このことは私にとって、もっと大きな事故に遭遇しないための、教えを得るチャンスなのではないか。そうなりはしないか。そう考えるようになったのです。

　とてもじゃないけど「ありがとう」の「あ」の字も見つからないこともあります。でも、単なる被害者になるのではなく、どこかに「ありがとう」を探そうという能動的な自分がいます。それはまったく違うことです。

ありがとうと言おう
Say thank you.

　「ありがとう」と言われたときの気持ちを思い出してください。患者さんが帰りがけに「どうもありがとう」と言ってくれたときのことを。院長が「あれやっといてくれたんだ、ありがとう」、他のスタッフが

「さっきは助かりました、ありがとうございます」、「これお願いできる？ありがとうね」。そう言われたときの気持ちはどうでしたか。

ちょっと胸のあたりがほっこりあったかくなって、思わず目が笑ってしまう。そんなふうじゃなかったですか。イイ気持ちですよね。あなたが言った「ありがとう」も周りの人をそんなふうにします。

「ありがとう」は人を幸せにする魔法の言葉って言うじゃないですか。人を幸せにする人は、自分も幸せになれます。**「ありがとう」をたくさん言った一日。素敵じゃないですか。**

世の中にはいろいろな人がいます。すぐばれるようなウソを言う人、人の悪口ばかり言う人、意地悪をする人。でも考えてみれば、あなたも人生で一度は誰かを傷つけたり、そんなつもりがなくても不愉快にさせるようなことを言ってきたはずです。

悪い面ばかりを見ていると、感謝の気持ちなんて浮かびません。どんなことにもよい面はあると思って探してみると、何かが見つかるかもしれません。あなたにとって困った人でも、何かを頑張っていたり、やさしい一面があったりしませんか。探してみましょう。見方を変えれば言えるはず。「ありがとう」と。

早ければ早いほどよい
The sooner, the better.

言ったほうがよいとはわかっているのですが、時として「ありがとう」と言うのには勇気が必要です。たとえば、家族に対するありがとう。気持ちはあっても、声に出すのは難しい。こっぱずかしくて、とてもじゃないけど言えない。ありがとうという気持が大きいほど、言葉に

するのは難しかったりします。

　ちょっと物をとってもらったときに「ありがとう」と言うのは簡単ですが、改めて、自分の人生について、自分が生まれてきたことについて、あなたが生まれてきてくれたことについて、心の支えとなってくれていることについての「ありがとう」は、思っていても口に出せないものです。

　しかし、「あー、あのときありがとうと言っておけばよかった」と後悔するのは、たいてい身内に対してです。**言いにくいからこそ、言ったときの相手の喜びはひとしおです。**言いにくければ、まずはメールで、できれば電話で、会って、感謝の気持ちを伝えましょう。「ありがとう」って。

　読んでくれたあなたにも、心から「ありがとう」。

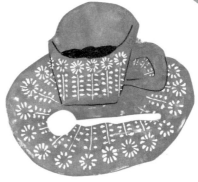

KEY WORD

**THANKS
CURE
HAPPY**

31
使ってみる
Give it a try.

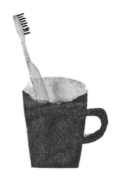

やってみなくちゃわからない
You never know.

　私のTBIセミナーでは、参加者の方たちに歯ブラシなどケアグッズの使用体験をしてもらいます。医院で販売している歯ブラシも、実際に自分で使ってみると「これって硬すぎ」、「歯ぐきがチクチクする」、「磨けてる気がしない」と感じることがあります。医院にずっと前から置いてあるので、何となく売り続けていたけれど、「使い心地はこんなんだったんだ！　知らなかった……」と驚くことも。

　また、歯間ブラシを何種類か使い比べてもらうと、ハンドルやブラシ部分がフニャフニャしているものも多く、私のお勧めと比較してみると「全然違う！」、「いままでこんなのを勧めてたんだ……」と気づくことも多いです。使ってみないとわからない。使い比べて初めて、よいところと悪いところが見えてきます。

　歯科医院は歯科のプロフェッショナル。製造元が発行するパンフレットには、当然自社製品を絶賛するコメントしか書かれません。それだけを信じて採用するのではなく、自分で使ってみるという体験が大切です。

　患者さんはよくケアグッズをドラッグストアでも購入しますから、市

販の物と医院の物を使い比べるのも大切です。市販の物のほうが安くてすぐれているのなら、そちらを勧めるのもプロ。新製品が出たから、ハンドル部分やパッケージがカワイイから、また安いからという理由だけでケアグッズを選ぶのはプロとして失格。

　歯科医院で売られる物は、専門家のチョイスであるべきだし、患者さんはそれを信じています。どの製品よりも使いやすくて効果的。見た目も大事だけど、それよりも、**その歯ブラシが"健康"に一番早く辿り着ける物であるべきです。**

　歯科衛生士のあなたを信じ、ドラッグストア、コンビニ、スーパーと、どこにでも売られている"歯ブラシ"を買わずに、あなたのお勧めを選んでくれている患者さんの信頼に、きちんと応えてあげなくっちゃ。

　「ドラッグストアで売ってるのとどう違うんですか？」と尋ねられたとき、「えっと、なんかいいって書いてあったから……」じゃヘナチョコすぎでしょ。

経験は最高の教師
Experience is the best teacher.

　市販の製品もさまざまです。同じブランドのブラシでも、毛束の数、毛の本数や太さ、材質により、硬さもコシもプラークの除去効果も異なります。ブラシが硬いほうがプラークの除去効果は高い。毛束が多いほうが硬くなるので除去効果は高い。毛先は細いと軟らかいので除去効果は低い。毛が細いと歯肉に刺さりやすいので、メインテナンスに通う熱心な患者さんはとくに、磨いた後にヒリヒリするとおっしゃいます。細ければへたりも早い。

ある程度の硬さがあって、それでいて歯肉に対する当たりはやさしいブラシが好ましいのですが、その好い加減は使ってみないとなかなかわかりません。

　また、市販のブラシは時折ブラシの毛質などを変更します。たまにはドラックストアでごそっと買い込み、みんなで使い比べてみるのもよいでしょう。模型に人工プラークを塗り、プラークの落ち方を比較するのもよいでしょう。ブラシによってずいぶんと落ち方が違うことに気づきます。売れ筋の歯ブラシでも、プラークがそれほど落ちないこともあります。

　個人的な印象ですが、市販の歯ブラシはそこそこプラークが落ちるけど、市販の歯間ブラシはグニャグニャしていて折れにくいのですが、プラークは取れにくい。

　そんなことを自分でやってみると、患者さんに対する説明に自信をもつことができます。「これはあまりよくありません」、「これはいいです」、「医院で売っている歯ブラシは、こういう理由でオススメしています」、「自分でも何種類か使ってみましたが、これが一番プラークが取れました」と自信満々で説明すれば、患者さんの反応もGood! 「そんなにいいならそれ使わなくっちゃ」ってなるもんね。

　商売として売るのではなく、あなたの健康のためにこれを選択するといいですとはっきり言い切れる。尻込みしていたTBIが楽しくなります。

行動は言葉より語る
Action speak louder than words.

　ケアグッズに限らず、市販される物は広告をします。その広告次第で

売れ行きが違ってしまうことも多々あるでしょう。人気アイドルをイメージキャラクターに置くことで、売れ行きがドッと伸びるのは当然です。テレビCMでよく目にする商品なら「CMでやってたあれね」と購入する人もいるでしょう。

　ですから、市販されている商品価格の半分を広告費に充てていることも少なくありません。たとえば、300円で売られている歯ブラシの半分が広告費。それがなければ、150円で売ることが可能なのに。

　一方、歯科医院限定の商品は、世間一般に向けて広告されることはありません。歯科医院だけに向けて広告すればよいので、超有名俳優を起用することもありません。広告費はかなり抑えられます。

　900円の歯磨剤をドラックストアに並べても、周りはせいぜい300円から500円程度なので、効果が高くても売るのはなかなか難しい。でも、歯科医院なら専門家が宣伝してくれますから、900円の価値がある、より高い効果の歯磨剤を販売することが可能です。歯科医院向けの商品は、物によっては価格相応の価値があるということです。

　受付に並んでいるグッズを患者さんが選ぶんじゃなくて、**専門家のあなたが、患者さんのお口に合ったケアグッズを、自信をもってチョイスしてあげましょう。**

KEY WORD

**EXPERIENCE
ACTION
RECOMMENDATION**

32

不満を伝える
Complain

すれ違う
Passing each other.

　スタッフや先生からよく相談を受けます。

　たとえば、スタッフが「お昼休みが全然ないんですよ」と言ってくる。先生は「もっと片づけを早くやればいいのに遅いんだよ」と。また「私は木曜日休みなんですが、今週は人がいないので木曜日の午後から出勤してくださいって言われるんです」。院長は「先週は祝日があって4日しか働いてない、そんなに休んでたら潰れちゃうよ」と。

　さらに「お釣りの千円札が少ないから明日の朝、銀行に行って両替してきてとよく言われるんですが、そのために家を早く出ないといけないんです」。それに対して院長は「お釣りは早く用意しておけばいいのに、それをしてないから朝両替に行く羽目になるんだろ」。対してスタッフは「急に1万円札を何人かの患者さんに出されたから不足したのであって、決められた枚数はいつも用意しています。そもそもしょっちゅうお釣りがなくなるのは、準備する金額が少ないんじゃないですか」とか。

　「日曜日セミナーに行かされるんです。私の予定なんて関係なく強制されるので困ります」。もちろん院長の言い分は「勉強は自分のためだ

し、セミナー代は医院で払ってる。彼女自身のためになることでしょう」とまあ、すれ違いまくるのはよくあること。

　どちらにも言い分があり、どちらの気持ちもわかるけど、どちらにも改善の余地がある。間に入って仲裁もしますが、こういう問題は新たに生まれる。自分たちで解決できたらいいよね。

最近どう？
Howdy! what's up?

　私は直接相手に伝えてみたらと提案します。文句や不平不満ばかりを言い続けるのは問題ですが、思っていることを伝えるのは重要です。不満があるのに我慢し続けて、ある日「先生お話があります、辞めさせてください」なんてことになったらお互いに不幸。先生のほうだって、「もっと早くに言ってくれたら、こちらだって考えたのに」ってなるかもしれない。

　何ヵ月も我慢して爆発するなら、その前にきちんと思いを伝え、話し合い、相手の立場にもなって、医院とお互いがうまくいくようにするほうがいい。話し合って、それでも落とし所が見つからなければ、「それでは退職をさせてください」、「じゃあ仕方がないね」とスッキリする。溜め込んで爆発するとお互い感情的になるから、**問題が小さいうちに、きちんと不満を伝えましょう。**

話し合う
We need to talk.

　院長が自分の都合で長い休みを取り、後から「この間長く休んだから、

133

来週はこの日も出勤してね」なんて言われるのも不満が溜まる原因。長い休みを取る前に「ここは1週間休むので、もちろんあなたたちも休んでいいから、その代わり次の週の休みを出勤日にするけどいいですか？」と事前に提案してもらい、こちらが「いいですよ」となったら休日を出勤にするのもありでしょう。

　不満があるなら、「いやいやそれとこれとは別の話、そもそも先生の都合で取る休みですから、こちらの都合にも合わせて出勤日を決めてもいいですか？」と条件を出して話し合えばいい。

　また、お昼休みが短いのは体にも心にも悪い。「人手がないのはわかるのですが、せめて30分は休みをください」とか、「早番、遅番のシフトを作っていいですか？」と話し合う。先生から「そもそも君の片づけが遅いからそういうことになるんじゃないか」と言われたら、そこを改善するためにどうしたらいいのか話し合う。

　言葉の暴力を投げつけられまくるなら、世の中にはもっと心温まる先生だっているだろう。もう一度ここで頑張ると決めるなり、別の道を行くと決めるのも一つ。

失敗から学べばその失敗は成功だ
Failure is success if we learn from it.

　不満を言うというのは悪いイメージなので、不満を言っていると、自分が悪い人に思えるかもしれません。なんでもかんでも文句を言い続けるのは大問題ですが、自分の状態をよくするということは、医院に対する貢献にもなります。

　早朝出勤してお昼休みもないままに、夜遅くまで仕事をする。しかも

休みの日にも出勤。挙句に休日はセミナー。それを自分で選んで「まあ、いまは成長の時期だから仕方がないか」と思えるのなら、あなたにとっても医院にとっても悪いことではありません。

　まだまだできないことはありますから、仕事をすることでどんどん上達していくでしょう。セミナーに参加をすれば、知識も技術も倍増するかもしれない。「やってやろうじゃないの！」と前向きにとらえているのならそれもアリ。

　でも体を壊し、友人や彼や家族との関係を悪くしてストレスを溜めるなら、それはあなたのためにもならないし、そんな仕事の仕方をしていたら医院のためにもなりません。

　不満を伝えるというのは、改善のための一歩です。自分の気持ちをはっきり伝えます。遠慮などしていると、どちらでもいいように受け取られてしまいます。はっきり「これが嫌なんです」とストレートに伝えましょう。

　「たいしたことじゃないんですけど」という言い方はやめましょう。「ここが不満です」、「改善していただきたいんです」、「そのやり方は納得できません」、「それは事前に聞いてくださったらやってもいいですが、直前は困ります」、そうしっかり伝える。

　気がかりが解決できたら、もっとモチベーションをあげて仕事ができると思いませんか？　ブツブツ文句を言ってないで、改善のための不満を伝えましょう。

KEY WORD

IMPROVEMENT
CLUE
CONTRIBUTION

33

改革する
Change for better

変える
Change

　医院改革プロジェクトのお手伝いをしました。半年間と期限を切って
スタートしたこのプロジェクト。そのファイナルミーティングでは、院
長がいくつもの変化をスライドにまとめて話してくださいました。便利
になったこと、できるようになったこと、わかったこと、たくさんある
ね。改めて「みんなよくやった！」とお互いの努力を称え合いました。

　私は診療を見せてもらってフィードバック、歯科衛生士トレーニング、
システム見直しのアドバイス、ミーティングのファシリテートをしまし
た。変わることの効果を実感すると、また次の変化を望む声があがりま
す。ここがよくなったので次はここ。これはできたので次はこれをと、
改革することが楽しくなってくる。

　そんなことをしようなんて医院ですから、そもそもスタートからして
完成度の高い医院でした。院長の目標は「毎年過去最高の医院に」。さ
らに上を目指すからこそ、すばらしいスタッフが育つのだと思いました。
院長がダラダラやってて、すごいスタッフ育つわけないもんね。

　医院改革なんてしなくても、毎日の診療はできなくもない。ちょっと

やりにくいことがあっても、なんとかはなる。ちょっとずつ変えていくことだってできなくもない。でも、医院改革プロジェクトと銘打って、医院みんなでやろう！　と決め、全体を見直し、チェックをし、リストアップをし、そして全部を解決しようと進めることで、変化は勢いを増し、その期間みんなのモチベーション維持ができるのです。毎日の診療のなかで変えていくのもいいけれど、いっそ「改革」してみませんか？プロジェクトにしてドッカーンとやってみませんか？

改革
Reformation

　「改革」なんていうと、なんだか大変そう……って思うかもしれませんが、変えるのはそんなに難しくありません。まずは日ごろから困っていることをみんなで書き出してまとめます。患者さんの待ち時間、山積みの書類、使いにくい道具、実はよくわからず適当に説明していたこと。なんでもいいんです。小さいことから大きいことまで気がかりを全部を書きます。小さいことはいつでも解決できると思うので、意外とほったらかしになっています。よい機会ですので、忘れずに書き出しましょう。

　外部の人に見てもらうのもいいでしょう。知り合いの先生やそこのスタッフ、お世話になっている会計事務所の方などを呼んで、フィードバックをもらいます。自分たちとしては何の問題もなくやり続けていたことが、外から見ると「何でそんなめんどくさいことやってんの？」なんて見えたりする。「ええ、これってダメなの？」、「ええ、そんな便利な物があったんだ！」と意外な発見があるかもしれません。

　逆もあるでしょう。ここがダメって思っていたことが「普通そんな短

時間でできないよ」、「そんなことまでやるなんてすごいね」と評価されるかもしれません。とにかく気づいたことは全部教えてくださいとリクエストして聞きましょう。

やるかやらないか
To do or not to do.

　リストアップが終わったら、"やること"、"後でやること"、"やらないこと"を決めます。少人数の医院ならみんなで話し合って決めますが、多人数なら一つ一つ話し合うのに時間がかかるので、担当を決めて任せます。この「任せる」というのが大事。担当が決めたことにいちいち文句をつけてると、プロジェクトは失速し、いつか消滅するからです。この人ならという担当を選びましょう。1人じゃ不安ならサポートをつけるかチームにしてもよいでしょう。

　プロジェクトは常に見返すこと。進行状況を定期的にチェックします。そして期限を決めることです。だらだらとやっていると、「そういえば昔プロジェクトとかいってたねぇ〜」ってなことになります。期限までやりきったら、一度終わりにします。そしてできたことについて、みんなで確認し合い、よくやったねと喜び合って、また次回に繋げます。

　実際やるのは、仕事の順番を変えたり、役割分担をしたり、置き場所を変えたり、何かを購入したり、セミナーに参加したりすることがほとんどでしょう。やると決めればできることばかりです。しかも、変えてみると「なんでもっと前からこうしなかったんだろう」ということばかりです。とてもじゃないけどできないことは、"やらないこと"に分類されているはずですから。

腐ったヤツら
Rotten apples.

とにかく変わりたがらない人がいます。同じことの繰り返しに安心感を覚えます。改革なんて話になると、すぐネガティブな発言をします。主に陰で。何の理由もなく「できるわけない」と言います。やることによる悪い面についてのみ考えます。そして、何も見つからなければ「めんどくさい」と一言で片づけます。むしろ物事が簡単になるような改革でもそう言います。

改革の内容にケチをつけているのではなく、「変える」のがそもそも嫌なんです。とにかく同じことを続けたい。とても頑なです。説得には応じません。理屈じゃないですから。このタイプには、このまま同じことをやり続けることで起こる悪い側面について伝えます。悪い側面の話は大好きなので「それもそうね」ということになるでしょう。このままやっていると、「時間がかかってあなたの残業が多くなる」とか、「変えないのならあなたにやってもらうことになるけどいいですか？」とか。その人に負担を押しつけるような話が一番効果的です。不利益が自分に降りかかるのなら変えるしかない。院長の協力が重要です。

もしこういうことができないのなら、医院改革は諦めるしかないです。このタイプが幅を利かせているかぎり、組織は変わりません。腐ったリンゴはすべてを腐らせるのです。

改革プロジェクトに「でも」、「だって」、「そうはいっても」、「そういうのって難しいよね」と最初に発言する人には要注意です。そういう言葉を最初から禁止して、「これを言ったら罰金！」と貼っておく。きっちり集金して、打ち上げパーティーの資金にしちゃいましょう。

34

選 ぶ
What do you want to do?

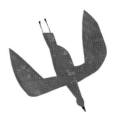

小さな漏れで巨船が沈む
A little leak will sink a great ship.

　私は臨床を続けながら、月に何回かさまざまな医院からのリクエスト
に応え、日本各地でレクチャーをしています。いままでに100を超える
医院を見ていますが、医院は院長次第、院長がなりたい医院になります。

　もちろん、いろいろな影響を受けます。いつも笑っていたいのに、愛
想の悪いスタッフばかりだとそうもいかない。でも、そのスタッフを採
用するのは院長です。わざわざ愛想のないスタッフを選んだわけではな
く、猫の手も借りたい状況で、１人しか面接に来なかったから仕方なく
採用することもあるでしょう。でも、それも院長の選択です。

　断るという選択肢もありました、誰かに助けを求めるという選択肢や、
気づいた時点で辞めていただくという選択肢もあるでしょう。自分に見
る目がないのなら、見る目がある人に面接を頼むという選択肢もあるで
しょう。

　人はそんなに変わりません。"愛想が悪い"という思いっきりマイナス
の人が、"愛想がよい"という思いっきりプラスに転じることはそうあり
ません。なんとかなるんじゃないかと甘い期待をしていても、それが叶

うことはありません。周りがそれに慣れちゃうか、いまよりちょっとマシになるくらいです。

ピヨピヨ鳴いてるひよこちゃんが、何年かすると立派な孔雀になるでしょうか。そんなわけないです。鶏に成長してくれればまだよいものの、ギャーギャーと声ばかり大きくなったけど、相変わらずひよこのままというのもよくあります。

院長のなかには、診療はそこそこやるけれど、休日を使って勉強なんてしたくない。休みはゴルフをしたいのだ！　という先生もいます。それはそれでよいでしょう。人生は一度きりです。家族や友人と過ごす時間を楽しむのはよいことです。私が患者だったらそういう医院は選ばないけれど、そんな先生と意気投合する患者さんもいるでしょう。

また、患者さんの健康を守る仕事なのだから、それができていなければ休日使ってセミナー参加なんて当たり前、スタッフだって勉強のための書籍は自分のため、各自が購入するなんて当然だろうと考える院長もいるでしょう。あるいは、とにかく患者数や自費率にこだわる院長もいるでしょう。何にしても、**医院は院長次第。院長がどうなりたいのかで、医院が決まります。**

私たち歯科衛生士の仕事も、院長の方針で方向性が決まります。雇われている歯科衛生士が、院長を超えることはありません。院長がどうなりたいのか、どの方向に行きたいのか、どんな人なのかを、スタッフも見極める必要があります。

面接というのは、選ばれる場所であり、選ぶ場所でもあるのです。
自分でその院長を選んでおいて、後で文句を言いまくるなんて、フェアじゃないです。

逃げるが勝ち
Discretion is the better part of valor.

　ある医院を見学しに行きました。午後からうかがうことになっていたので、診療開始10分前に医院に到着しましたが、すべての電気は消えています。見学に行くことはスタッフに伝えてあると、朝院長からメールをいただいていたはずなのにと不安になりました。診療開始3分前に患者さんが来られましたが、その時点でも窓から差し込む光だけです。

　開始時刻ちょうどになってようやく診療室の照明がつき、受付に人が現れました。患者さんの診察券を受け取って、私に対しては「なにあんた」という視線を向けるだけです。こちらから挨拶をしましたが、「だったら早く言ってよ」と言わんばかりの表情で「裏に回ってくださいよ*！*」とお怒りの様子。これからの時間がどういうものになるのか、思いやられます。

　診療中、初診の男性が窓口に来られましたが、同じく「なにあんた」という表情で、「えっとぉ、あの、歯を診てほしいんですが」と続ける男性に「もんのすごく待ちますよ*！*」とぶっきらぼうに言い放つ。男性は驚いて、じゃあいいですと帰って行きました。

　診療終了後、院長にお話をうかがっている最中、ずっと電話のベルが鳴り続けています。受付さんとバイトの人はおしゃべりをしながらお片づけ中。院長がたまりかねて「電話に出てよ*！*」と言うと、バイトの方が電話に出ました。何度目かのコールに相手の方が切ってしまったようで、「先生、切れてます」とバイトの方が言うと、院長は「切れたんじゃなくって、切ったんだよ*！！*」と爆発されていました。

　いろんな事情があって彼女らを雇ったのでしょうけれど、院長の日々

のストレスを考えると、まさに猫の手のほうがまし。愛らしい猫ちゃんのほうが、よほど気持ちが癒されるというものです。

顔は心を映す
The face is the index of the heart.

　医院をよくしたいと院長からよく相談を受けます。それには、とにかく「いい人」を選ぶことです。面接に来たとき、見た目がきちんとしていて、アイコンタクトができて、笑顔で、挨拶ができて、なぜこの医院を選んだのか、どういう歯科衛生士になりたいのかという質問にきちんと答えられる人を選ぶこと。

　「友だちからどんな人だと言われますか？」、「明るい性格ですか？」、「前向きですか？」と知りたいことをストレートに質問すればよいのです。そんなことをいきなり聞くと、びびって来なくなっちゃうかもしれません。でも、やる気があって明るくて、誰にでもやさしい人は、そんな質問にも笑顔で答えてくれるでしょう。

　また、面接を受ける人に対し、「私たちの医院はこういう考え方です。チームに参加してくれますか？」とはっきり尋ねてくれる医院のほうが、就職するスタッフも長続きすると思うな。

KEY WORD

**CHOICE
DESTINATION
PERSONALITY**

35

ダメなものはダメ
No means no!

目を覚ませ
Confront the problem.

　ある先生から相談を受けました。2ヵ月後に新人が入るんだけど、いまいるスタッフたちの仲がギクシャクしている。腕のあるスタッフたちで、仕事上はとても助かっているので、話し合いをすることがやぶ蛇となり、逆に辞められたら困る。どうしたらよいでしょうというものでした。

　相談してきた先生はつらそう。毎日大げんかというわけではないけれど、なんとな〜く淀んだ空気。何をやるのも気を遣い、何を言うのも気を遣う。そのつらさがずっと続くってどうでしょう。

　見て見ぬふりはもうやめて、しっかり向き合うのもいいんじゃないかな。スタッフたちが「辞めます」と言い出す可能性はあるけれど、ここは腹をくくって話し合うのもありかもね、と先生が言ってほしそうだったので言ってあげました。自分ではもうあらかた決めているけれど、誰かに背中を押されたいことってあるから。

　ギクシャクの本人たちは、意外と気にしていないのかもしれない。仲よくはないけど、院長がそんなにストレスを感じていることに気づいて

いない。患者さんをそれなりにこなし、時間どおりに終わっているんだから問題ないでしょと考えているかもしれませんが、やるべき仕事には"チームワーク"が含まれています。ただ手を動かしていることが仕事というわけではありません。**人間関係の構築も仕事です。**

　嫌なことを嫌とはっきり言うのは、時と場合を選んで。ダメなことはダメなのよ。職場とは、あなたの気分のおもむくまま、好きにできる場所ではありません。

　そもそも、もし自分が新人で入った医院が、治療内容はちゃんとしているけど、先輩たちがいつも険悪なムードだったらどうでしょう。「私は私、一生懸命仕事するだけ」って思えるかしら。

きっぱり
Once and for all.

　喫煙習慣のない大人に喫煙習慣をつけるのはとても難しい。たいていの人はタバコの臭いが嫌いですし、試しに吸ってみて「これ意外とおいしいね」と味に惹かれる人はまずいません。むしろ気持ちが悪くなって咳き込むでしょう。

　そんな楽しくもないものにお金を払うなんてあり得ないと思うのが常識的な大人です。栄養になることもなく、有害物質は2,000種類、発がん性だってあるんです。ただお金を燃やしたあげく不健康がもれなくついてくる、そんな習慣をわざわざいまからつけようとはしないでしょう。

　吸い始めたのは、周りの人たちが喫煙者ばかりの環境だったか、やってはいけないことをするのに価値があった若いころ、健康がありあまるほどにあって、自分が年をとるなんて想像もできなかったあのころ、大

人のフリをしたくて吸い始めたのが習慣になり、それが中毒になったんです。

　吸っている人全員が体に悪いと知っています。やめたいと思っている人も多い、なのにやめられないのは中毒だからです。吸わずにいると、精神的にも肉体的にもつらいから吸うんです。やめることのメリットは十分にわかっているけれど、それ以上に魅力があるから吸い続けます。

　でも、いまの時代、喫煙場所を探すのも一苦労。タバコの臭いのあなたが好き、なんて人はたぶん喫煙者だけ。それでもタバコを吸い続けるなんて、誰とでも人間関係うまくやりたいと心から思う人ならできるもんじゃない。そのこびりついた臭いで周りの人を不愉快にさせてまで吸う、そんなの自分の勝手でしょと考える、注意をされたら怒り出す。それは、職場で人間関係をギクシャクさせている人と同じ。周りの人を困らせても自分の勝手でしょと考える。悪いとわかっているのにやり続けるのは、喫煙と同じことなんじゃないかな。

クールであれ
Stay calm.

　仕事は契約です。「これをやってください。やってくれたら報酬を払います」と提示され、「わかりました。やります」と約束したから成り立ちます。約束したことをやらないとか、経営者がやってほしくないことをやるのは契約違反。遊びじゃないんだから、それはダメです。

　周りのスタッフにも患者さんのなかにも苦手な人はいるかもしれないけれど、それはそれ。クールに距離をおいて付き合えばいいんです。そんなに悪い人じゃないけど、よい人でもない、自分とは合わない人だけ

ど、それなりに付き合わなきゃいけない人って世の中にはたくさんいる
ものです。いちいち目くじら立ててたら、やってられません。

　限られた友人だけの間で過ごすのならいいけれど、仕事は仕事。**仕
事場でのチームワークは、基本中の基本です。**もちろん耳にやさし
い言葉ばかりでは仕事はできません。その言葉が医院のためになるのな
ら、きちんと伝えなくちゃダメ、きちんと聞き入れなくちゃダメです。

　スタッフ満足度の低い医院は、必ず患者満足度が低い。患者さんが求
めるのは、もちろん質の高い医療だけど、その前に患者さんや職場の仲
間たちに対する挨拶や笑顔は基本です。人間関係で心が疲れきってたら、
100点満点の笑顔でいられないもの。頭はクール、ハートはホットに。

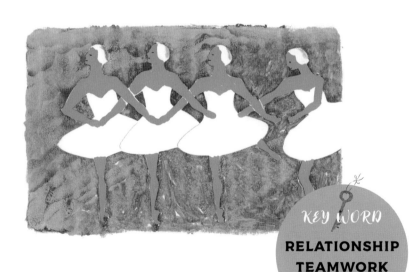

KEY WORD

**RELATIONSHIP
TEAMWORK
CALM**

36

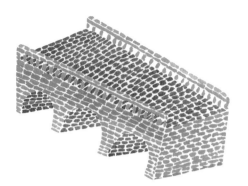

ラポール
Rapport

袖触れ合うも他生の縁
Even a chance acquaintance is part of one's destiny.

　ラポールという言葉を聞いたことがあるでしょう。

　「ラポールを築く」というように使います。フランス語で「橋を架ける」という意味で、人と人とが橋を架けるように繋がり合うということです。初めて患者さんと向き合うとき、自分と患者さんとの間にまだ橋はありません。患者さんのほうから橋を架けようとする場合もありますが、それはあなたがその橋を架けてよい相手だと判断されてからです。橋を架けてよい相手かどうか、あなたは品定めをされます。合コンであなたが男子にするように。

　たとえば、スーパーマーケットのレジのお姉さんとの関係。互いの間に強固な橋はないけど、「お待たせいたしました」、「ありがとうございました」と細い橋が架かります。滞りなく会計が済めばよいという関係です。それはそれであっさりしていてよいかもしれません。細いけれど十分に用は足ります。

　でも私たちは、患者さんを惹き付けなくてはなりません。もし橋がなければどうでしょう。あなたのことを全然信頼してない患者さんが、あ

なたの話を真剣に聞くわけありません。お嬢ちゃんの話はもういいから、早く先生に代わってちょうだいと思っているおばさまが、あなたの話のとおりに「デンタルフロスは毎日やろう！」なんて決心するわけないです。とりあえず、TBIの間は細い橋を架けて話を合わせ、「はい、わかりました」とか言いますが、終わればすぐ橋は撤去され、フロスを買って帰ることはありません。

衣服が人を作る
Clothes make the woman.

　さあ、橋を架けましょう。患者さんは対面した瞬間、あなたがどんな人なのかを掴みます。信頼できそうな人かしら、心やさしい人かしら、技術のありそうな人かしら。まだ一言の会話も交わされていないときからです。まずは笑顔、アイコンタクト、そして挨拶です。

　人は最初見た目で判断しますから、服装、化粧、髪型、立ち方、動き方も重要です。医療人らしい外見を整えるところから。だらしのない人はだらしのない外見、そりゃそうです。思いやりのない人は、そっけない態度ですし、笑顔はないし、目も合わせない。きちんとした人は、当然見た目もきちんとしてますし、立ち居振る舞いもきちんとします。

　あなたの「も～前の患者が長引いて押してるんだから早くしてよ！」というイライラは、必ず相手に伝わります。言葉では「こちらにお座りください」と丁寧ですが、伝わるのはその言葉の丁寧さではなく、「とっとと座ってよ！」というあなたの本心。

　あなたもどこかの飲食店で、そんな扱い受けたことがあるんじゃないですか？　「お客様ご来店です！」なんて店員みんなが大声あげている

けれど、その言葉に「ようこそ」という気持ちは感じない。ましてや「当店の料理を堪能してください。お友だち同士、楽しんでいってくださいね」なんて気持ちはさらさらないだろうというのは伝わる。ただ店長に言われたから声をあげてるだけなので、お客の自分は心が動くわけもなく、ただうるさいと思うだけ、そんな経験ないですか。**気持ちって言葉に乗って伝わります。**気持ちがなければ「よかったね、この店にして」ってならないよね。

オウム返し
Backtracking

　ラポールを築く有効なスキルに「オウム返し」があります。相手の言葉をオウムのように繰り返すという方法です。話のなかの「事」や「気持ち」をできるだけその言葉どおりに繰り返します。

　「息子の結婚式だったのよ」、「結婚式だったんですね」。「準備で疲れちゃったわ」、「お疲れになったんですね」。「ようやく下の息子も片づいてホッとしたわ」、「ホッとなさったんですね」。その言葉の裏にある気持ちを読み取って「寂しくなりますね」と返せば上級者。「おめでとうございます」とか「どこで式をなさったのですか」と返すのもよいですが、相手の"言葉"や"気持ち"をできるだけそのままに返すのがオウム返し。簡単ですが効果的なコミュニケーションスキルです。自分をしっかり受け止めてもらっていると感じるので、深くラポールを築けます。

　テニスのラリーのように続けるのがポイント。相手が受け取りやすい、やさしい球を打ち続けることで、お互いの関係に安心感と信頼感が生まれます。

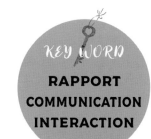

愛ある場所は満ち足りる
Where love is, there's no lack.

**笑顔、アイコンタクト、挨拶は、あなたが
どれだけ患者さんの健康を願っているのかを
伝える手段。** そんな大げさなって思うかもしれないけれど、そういう
のって伝わるのよねぇ。患者さん思いのあなたなら、「ちょっとお疲れ
気味?」なんていうのがすぐわかる。「お仕事お忙しいですか?」と尋
ねれば、患者さんはよき理解者と判断し、「そうなのよ。毎日帰りが遅
くって」と橋を架けてくれるでしょう。

　時には、患者さんから「よろしくお願いします!」と大きな声と笑顔
で橋を架けてくることもあるし、逆に不機嫌オーラを出してくる患者さ
んもいます。敏感なあなたなら「何か気になることがありますか?」と
すぐに聞いてあげるでしょう。患者さんは「いやーこないだのところ、
なかなか痛みが取れなくて心配なんだけど」と橋を架けてくるかもしれ
ません。

　無言のアピールが受け取れないと「では今日は歯周病検査をします
ね」なんて言っちゃって、患者さんは「それは聞いてるけど、本当は
こっちを診てほしいんだよ」と不快になり、プロービングをしただけで
「痛い!」と別のやり方でイライラをぶつけてくる。「そんなに痛いわけ
ないのに、うるさい患者さん!」とお互いに橋を外し合うことになるん
です。

　すべては、この患者さんに健康になってほしいと思うあなたの「気持
ち」です。笑顔、アイコンタクト、「ようこそ」、そして「早くよくなっ
てください」の気持ちを込めて今日も挨拶からラポール「こんにちは♡」。

37

グッドニュース
Good News

心配ないさ
Don't worry, Be happy.

患者さん　「歯を抜くのって痛いですか？」

歯科衛生士　「麻酔をしている間は痛くありません」

患者さん　「やっぱり歯を抜くとしばらく咬めないんでしょうね」

歯科衛生士　「歯がなくなりますから咬めません」

患者さん　「抜いた後、治るまでどのくらいかかりますか？」

歯科衛生士　「人によって違います」

　どうですか、この答え方。確かに間違いではないですが、不親切で感じが悪い。この患者さんは、歯を抜いてもその日から平気で咬めると思っていたでしょうか。違いますよね。歯を抜くのは怖い、痛かったらどうしようと不安になる、少しでも慰めが欲しい。そんな気持ちだったのではないでしょうか。

　ディズニーランドについて書かれた本にこんな会話がありました。

　──「3時からのパレードは何時に始まりますか？」ゲストにスタッフはこう答えました。「予定どおり3時に始まります。30分前にいらっしゃればよく見られますよ」。3時に始まるからこそ"3時のパレード"。

確かにゲストの質問はちょっとおかしなものでした。でもスタッフは相手が何を聞きたかったのかを摑んで答えました。――

　さて、先ほどの患者さんに、あなたなら何と答えますか？　先ほどの歯科衛生士は文字どおりの意味しか摑めていません。患者さんに対し、お前はアホかというような見下す視線を浴びせていたかもしれません。最悪です。患者さんの多くは不安を抱えています。その不安を少しでも晴らしてあげるような答え方をしましょう。

　ポイントは"グッドニュースで締めくくる"です。たとえば、「麻酔をしますから治療中は痛くないですし、お帰りに痛み止めをお出ししますから大丈夫ですよ」。最後は"大丈夫"とグッドニュースで終わります。「痛み止めは出しますが、麻酔が切れると痛くなるかもしれません」。最後をバッドニュースにすると残る印象が違うでしょう。

　「麻酔の注射は痛いですが」とか、「痛み止めを飲んでも効かない人もいますけど」なんて、確かにそうかもしれないけど相手を不安にさせるような話は、できるだけしないようにします。だってそういうことは、患者さんだってわかっていること。わざわざ念押ししなくてもいいでしょう。

順調順調
Everything is under control.

　伝えるべきバッドニュースもあります。たとえば、抜髄後の痛み。「神経を取ったと言われたのに痛みがあるのは、失敗したからじゃないかしら」と患者さんは思うわけです。治療後の痛みについては、しっかり説明をしておかなければいけません。

SRPをした後は、歯がしみる可能性があります。「歯ぐきの治療をしたのに歯がしみるようになったのは、歯を削られてしまったからじゃないかしら」。そんなふうに考えて不安になるかもしれません。

「少ししみるかもしれませんが、しばらくすると治まってくると思います。もし強い痛みが出るようでしたら拝見しますので、いつでもお電話をくださいね」とフォローしてあげるのもよいでしょう。電話をすれば診てもらえると思うと安心しますよね。何かあっても大丈夫ですよというメッセージが伝わります。伝えるべきところははっきりと伝える。そして、最後はグッドニュースです。

そうかもしれないけど
That could be true, but I don't really think so.

「治療中の歯では絶対に咬まないでください」ってできますか？　片方の歯をまったく当てないで食べられますか？

もちろん、根治中の歯でわざわざ硬い物を咬まないほうがよいですが、絶対に咬まないでなんて言われたら、ちょっと当たるだけでも不安になりますよね。「あっ、当たっちゃった！　大丈夫かな、悪くなったりしないかな」ドキドキドキドキ……。

「治療中の歯はできるだけ使わないようにしてください。でも軽く当たるくらいなら問題ありません」。ここもグッドニュースで締めくくります。患者さんだって、ここぞとばかりに治療中の歯で咬もうとは思わないでしょう。不安にさせるような言い方はしないことです。

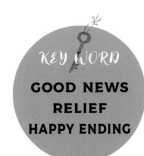
終わりよければすべてよし
All's well that ends well.

　「お口を大きく開けてください」。開いてくだ
さったら、「そーですそーです」とグッドニュー
ス。子どもの患者さんに「お椅子にごろんってし
てちょうだい」。できたら「上手だねぇ！」とグッドニュース。歯周組
織検査の最中も「いいですねぇ」とグッドニュース。

　そして、お帰りになるとき「お大事になさってください」に加えて、
またまたグッドニュース。「きれいになりましたよ」、「順調に進んでい
ます」、「ばっちりです！」、「イイ感じです！」、「ピッカピカです！」。
詳しい説明も大事ですが、最後は短くグッドニュース。

　にっこり笑って伝えましょう。その瞬間、患者さんの顔が輝きます。
最後に「あー来てよかった」って印象を残してお帰りになるわけです。
人をハッピーにする仕事っていいよね。自分も「あー言ってよかっ
た」って思う。今日もみんなにグッドニュース。絶対ステキな一日にな
りますよ。

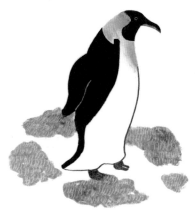

38

おまじない
spell

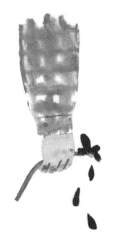

言葉は剣より切れる
Words cut more than swords.

　歯周病検査や口腔内写真の実習で「難しい！」を連発している人がいます。プローブの持ち方が「難しい！」、ミラーテクニックも「難しい！」、舌側は見にくくて「難しい！」、講義を聴いただけでやる前から「難しい！」。それって自分に対する"おまじない"なんじゃないかな。できないって、自分に魔法をかけているみたい。

　教える人は、それを見ながらため息まじりに「今日の参加者はなんだかイケてないなぁ」とつぶやく。すると、実習者のちょっとしたミスに「ちゃんと教えても上手にならないだろう」と決めつけて、教え方もテンション下がって雑になる。そんなことじゃ、いよいよ実習者も上達しない。たった一つの言葉が"うまくいかないだろう"というおまじないを自分にも相手にもかけることになる。

　院長から「お前また失敗するんだろう……」という視線を常に向けられていたら、「また失敗しちゃうかもしれない」と自分におまじないをかけちゃって、できるものもできなくなる。患者さんにもそんなおまじないをかけてない？　患者さんと一緒になって「ちゃんと歯磨きする

のって難しいですよねぇ〜」とか「デンタルフロスはめんどくさいですもんねぇ〜」とか。患者さんと自分におまじないをかけて、一緒にやる気を下げていませんか？

　絶対にできる、みんなやってますから、みなさんできるようになりますからって、伝えてあげなくちゃ。**絶対にできるようになるんだって、おまじないをかけてあげなくちゃ。**

ちちんぷいぷい
Chichinpuipui.

　小さいころ、たくさんおまじないをかけてもらいました。ぶつけちゃったおでこがとってもとっても痛くって、思わず涙がこぼれてきた。自分でぶつけたわけだけど、何かのせいにしたい気分。ぶつけた柱に「ばかぁー*！*」って言いたい気分。言ってもどうにもならないとわかってはいるけど、この苦しみを何かにぶつけて軽くなりたい気分。

　この行き場のない苦しみがどうしょうもなくって泣いてたら、お母さんがかけてくれたおまじない、「痛いの痛いの飛んでいけぇ〜」。お母さんは心配そうに私を見てる。お母さんもこの痛みを感じてくれている、一緒に苦しんでくれている。かわいそうに、でもすぐ痛みはひいていくよ、大丈夫よってなでてくれる。「飛んでけ飛んでけ飛んでいけ」。ずーっとずーっと言ってくれる。

　そのお母さんの気持ちがうれしくて、今度は「お母さん、大好き」って泣けてくる。痛いのはつらいけど、自分のことを本当に一番に考えてくれているお母さんの気持ちがうれしい。お母さんに心配かけちゃいけない。がまんしなくちゃって思う。え〜んえ〜ん、でもがんばる。え〜

んえ〜ん、痛いの痛いの飛んでいけ、どんどんどんどん飛んでいけー！

アブラカダブラ
Abracadabra.

　てるてる坊主もおまじない。明日はきっと晴れるよう、どっかのお空の神様にお願いした。次の朝、土砂降りの雨にぐしょぐしょになったてるてる坊主。でも、ちゃんとお願いしたんだから、仕方のないことだよね。何もやらずにあきらめるより、てるてる坊主を作ったことで、できることはやったと思えます。

　受験のときだけ神頼み。そんな暇があったら、単語の一つも覚えたほうがいいんじゃないかと思うけど、大きな鳥居をくぐり、参道の白い玉砂利を歩いていると、なんだか「覚悟」が生まれてくる気がします。「凶」が出て自信喪失するのが怖いから、おみくじをひく勇気はないけれど、お守りなら買える。お願いしたから大丈夫、お守りだって持ってるもん。きっときっと大丈夫。

開けゴマ
Open Sesame.

　さあ、ポジティブなおまじないをかけましょう。正しいプロービングは難しいけれど、マスターしないわけにはいきません。イマイチな検査を続けていたら、歯科衛生士としての自信なんて生まれない。もちろん患者さんの信頼を裏切ることになるだろう。この実習はとってもいい機会。ばっちり講義を聞いて、自分のプロービングを講師に見てもらって、わからないところや、難しくてできないことは質問し、今日中にマス

ターしちゃうのだ！

「きっとできる！」、「やってやる！」、「やればできる、絶対に！」

　自分におまじないをかけましょう。心の中でつぶやいて、深く息を吐き出せば、パワーが外から入ってくる。お腹のあたりが熱くなり、できる気がしてくるでしょう。

　できる、できる、絶対できる。できるまでやるんだから、できるに決まってるのだ！

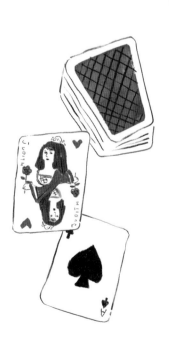

KEY WORD

**POSITIVE
CONFIDENCE
SELF-SUGGESTION**

39

これでいいのか？
Is this okay?

挑戦しないなんて
I can't accept not trying.

　この10年間を振り返ると、まさにいろいろありました。そりゃそうです。10年といえば、生まれたての赤ちゃんが、立って歩いて喋って、歌うようになり、初めてのお使いをして、初めての恋をするような時間です。いろいろなことができるようになる。

　私もやり遂げたこと、手に入れたもの、知識も技術もたくさんあります。人との出会いもたくさんありました。毎日メールのやり取りをする友人、本当につらいとき、きついことを言ってくれる友人もできました。もちろん、思い出すだけで冷や汗をかくような出来事もありました。

　人はいいことばかりで生きていくことはできません。何かにチャレンジすれば、失敗することもあるでしょう。うまくいかないこともある、間違いもする。多くの人たちはおおむねうまくいっていますが、**その"うまくいっている"人生というのは、苦労や失敗に裏づけられているものです。**

　失敗するということは、毎日笑うことと同じように大切なことだと思う。何ごともなく楽しいだけの人生ってないもんね。何度も何度も「こ

れでいいのか？」って疑問に思い、ちょっと不安になり、なんとかしようと何かを変えていかなくちゃ。

「これでいいのか？」という疑問を大切にすることが、次のステップへの登頂の始まり。いつまで経っても立ち上がれない、喋れない、歌えないまま「まーいーや」なんてやってたら、初めての恋まで辿りつけやしない。昨日より明日。何かを始めて、失敗をしょっちゅう繰り返し、何度も後悔して成長する。それでいいんじゃないかな。

そして、周りの人の失敗や失言を許してあげる寛大さがあるからこそ、自分もチャレンジできるんじゃない。

時は過ぎゆく
Time goes on.

この10年で、両親はずいぶんと年老いました。子どものころは成長してよくなることばかりだけど、衰え始めれば進むのは早い。10年という月日は人の体も大きく変えます。若いころは人生って永遠のように感じていたけれど、そんなことはありません。同じ年齢層の人たちは、目が悪くなって、体力がなくなって、などと体の衰えを話すことが増えました。

お年寄りの患者さんに、「長く歯を守るために」なんて話すと、「私はもう先が短いからいいのよ〜」ってよく言われます。失礼ながら本当にそうならいいけれど、平均寿命は年々伸びている。「80歳くらいでポックリ逝くの」なんていまは笑って話しているけれど、そうはいかないわけです。

そもそも、なかなかポックリなんて逝けない。現実は厳しい。そこで、

「歯のある生活と歯のない生活を比べてみてください」なんて説明したりもするけれど、それはあなたにも言えます。

　「甘いもの結構食べちゃうんですよねぇ」と、食後にチョコをつまんでいる歯科衛生士たちは少なくない。もちろん、う蝕のコントロールができているのなら構いません。でも、相互実習で「私、むし歯があるんです」なんてう蝕を放置している歯科衛生士も大勢います。おいおい、患者さんには説教しといてそれでいいのか？

　いまさらですが、歯の喪失原因の１つである破折のほとんどが抜髄した歯。そして、抜髄原因のほとんどがう蝕です。歯を失わないようにするなら、まずはう蝕予防から。そんなの歯科衛生士には釈迦に説法のはずなのに、なぜそんなにチョコ食べますかね。あなたの人生「先は短いからいいのよ〜」って言いますか？

　備えあれば憂いなし。いまを雑に生きていて、未来が明るくなるわけはない。勉強しないで、まともな大学に入れるわけない。若いころから貯金しないで、豊かな結婚生活なんてない。食べたいものを好きなだけ食べて、ぶくぶく太ってモテモテなんてわけない。チョコを食べ続けてもむし歯にならないとか、適当に歯磨きしていても歯周病にならないなんてないです。

　一つ一つの積み重ねがあるからこそ、明るい未来があるんです。人生は過ぎてしまえば短い、けれど長い。備えがあるからこその安心ですよ。準備があるから、これでいいって思うんですよ。できるだけのことをしてないから、後悔するんですよ。

夜更かしのすすめ
Stay up late.

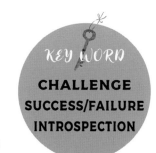

　ある友人は一泊三日で海外出張。3日のうちベッドで寝るのは1度だけで、あとは移動中の飛行機か車中で寝る。すごくたいへんそうって思うでしょうけど、あなたにもできます。睡眠時間が4時間でも、診療中スケーリングしながら寝ちゃうことはないでしょう。

　問題は体より気持ち。やりたいことがあれば、夜更かししたり、朝まだ暗いうちから早起きしてやれる。赤ちゃんのママたちはいつも睡眠不足だけど、子どものために頑張る。愛しいわが子や愛する彼氏がいたら、5時起きでお弁当を作ってあげられる。

　寝る時間を削っても、幸せな時間の使い方。人の眠りは長さより深さ。眠りが浅ければ長い時間が要るけれど、深ければ短時間でいい。本当に疲れていればバッタンと深く深く眠るでしょう。寝なくていいわけないけれど、8時間寝ないといけないなんて決まりはない。何時間寝ないと体がもたないなんて思い込みは捨てて、朝まで語り合いたくなるような友人と徹夜を楽しんだほうがいい。

寝る時間なんてもったいない、そう思えることをいっぱいやろう。

これでいいのか？　って不安になっても、未来を見とおす能力なんてないんだから、正解なんてわからない。それならば、寝る時間を惜しんでもやりたいことを思いっきりやって、たまにこれでいいのか？　と立ち止まる。毎日をダラダラ過ごしていたらそんな疑問すら生まれない。これでいいのか？　と振り返ることは、次のステップへの始めの一歩。

40

これでいいのだ！
It's all good.

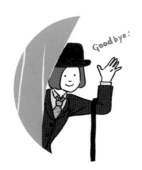

過去は過去
Let bygones be bygones.

　何かするたび、終わってすぐに後悔の念が湧いてきます。やったー！終わった！　とうれしくても、もっとこうすればよかった、ああすればよかったといつもいつも思ってしまう。

　大きなイベントならなおさら、たっぷり後悔する。勉強会での発表、結婚式でのスピーチ。彼とのデートは、場所のチョイスを間違った、料理を頼みすぎた、歩き慣れない靴で行かなきゃよかった、もっと長くいてあげればよかった。毎日の服選びでも、あの色は暗すぎ、もっと違うコーデにすればよかったと次から次へ。

　毎日の診療でもそう。患者さんに対する説明も、違う言い方をすればよかった、声が小さかった、しどろもどろだった、いいかげんなことを言ってしまった、質問を受けてびびってた。これまた次から次へと後悔が浮かんできて、なんだかすべてがうまくいかなかったような気さえしてきます。

　とても楽しかったし、一生懸命やった。ありがとうって言われたし、いっぱい笑いあっていたのに。よかったことを思い浮かべれば、たくさ

んあるのに。そして、変えられる過去などないのに。やり直せる過去などないのに。

今日もいい日だ
It's a beautiful day.

うまくいってることはなに？　風邪もひかずにずっと健康。お母さんの料理がおいしい。毎日遅刻せず仕事に行っている。地元の友人たちとの飲み会が超楽しい。先日買ったバッグが大のお気に入りでヘビロテ決定！　昨日院長に口腔内写真を褒められた。これでいいのだ！

でも、うまくいってないことにスポットを当てれば、朝はいつもなんとなくだるい、お母さんは自分を子ども扱いする、早起きは嫌だし、飲み会は夜中までなので疲れる。バッグが高価だったので、お財布が軽くなってしまった。写真はきれいに撮れたけど、その後患者さんに歯ブラシ買ってもらうのを忘れた。

完璧にうまくいくこともあるけれど、そうじゃない日のほうが多い。おいしいものを食べれば、お金は減るし、その分太る。それはセットでついてくる。うまくいかないことをくよくよ考えていると、すべてがうまくいってないように思えてくる。

そんなときは、できなかったことは明日やるとして、できたことをたくさん数えて、自分に言ってあげればいい。これでいいのだ！　自分を責めても褒めても、変わるのは気分だけ。だったらいいじゃない、お安い御用、オッケーオッケー、それでいいのだ！

一生の友
We are BFF*!*

　最近むやみやたらとお互いを褒め合う友人ができました。ほぼ同じ年の女性です。人間関係で嫌なことがあると「あたしたちかわいいからしょうがないよね。いじめられたり妬まれたりするのよ、かわいいから」と、なんでもかんでも悪いことはかわいいせいにします。

　どう考えてもいじめられたり、妬まれたりしているわけじゃないのに、かわいいことが原因なのだと2人で言い切ります。「かわいいのはもって生まれたものだから変えようもないしね、仕方がないよね」と、ずっとお互いをかわいいかわいいと言い続けます。

　すると、なんとなく問題が解決したような錯覚に陥ります。そもそも2人はいい年したどうひいき目に見てもおばちゃん。かわいいって言っちゃダメな気がする。いやどう考えてもダメ。

　でもいいじゃない。2人だけで言ってるだけだもん。ここに客観性なんていらないでしょ。誰に迷惑かけるわけじゃなし。勝手に言って、勝手に元気になってそれでいい。問題は解決したけど気持ちは落ち込んだままよりも、**問題は何一つ解決してないけど、気分はいまや最高*!*のほうがいい。**

　理由なんてなんでもいい。若いから仕方ないよね、もういい年だから仕方ないよね。なんでもいい。ブルーな気分は何かのせいにしちゃって、次に行こう。これでいいのだ*!*

今日も最高
It's a great day.

　そう、あなたはとってもよかった。一生懸命さが伝わってきた。うまくいってる。あれ以上のことなんてできなかった。患者さんへの説明だって、もっときちんと調べておけばよかったって言うけれど、いまから調べることはできても、過去に戻って調べることなんてできない。戻せる時間なんて、現実にはない。だからあの説明は、あの時点で最高だった。

　もっときちんと調べようという目標ができてよかったじゃない。それをただの後悔にして、気持ちをいつまでも暗くするなんてもったいない。次への教訓になりました。次は別のことをすればいい。今回学んだことを、次に役立てればいい。**次は完璧だったと言えるよう、いまから準備をすればいい。**

　でも、もしかしたら次も、あーまたやっちゃったって言うかもしれない。なんだかなって思うかもしれない。そしたらまた、よし、今度こそはって立ち直り、次こそはって立ち向かおう。**明日はいつだって待っている。**今日はここまで。これがいまの完璧。これでいいのだ！

　私もいま、いろいろ思う。あれ書けばよかった、あんな書き方しなけりゃよかった。もっと違うこともやればよかった。でも、私も私に言ってあげる。これで、いいのだっ*!!!!!*

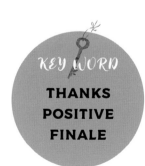

KEY WORD

**THANKS
POSITIVE
FINALE**

著者略歴

井上 和 (いのうえ かず)

フリーランス歯科衛生士

東京都歯科医師会附属歯科衛生士学院卒業。保健所、都内歯科医院勤務の後、卒後5年目から現在まで臨床を続けながら、全国の歯科医院にてスタッフトレーニング、セミナー講師、院内システムの構築サポートなどを行っている。

ぶっちゃけ K's seminar 主宰。講演内容はカリオロジー、ペリオドントロジー、Tooth wear、モチベーション、根性論と題する医療者としてやるべきことについてなどさまざま。一般企業に向けてゴール達成コーチングなども行っている。

kazuin101@gmail.com

くぼあやこ

山形県生まれ。ボローニャ国際絵本原画展入選。入選作がフランスにて出版。これが初仕事となる。2012年HBファイルコンペ副田高行賞。書籍、雑誌、広告等で活動中。

http://kuboayako.com

セルフコーチング
毎日をごきげんにする方法　Enjoy Working 篇

発行日	2020年4月1日　第1版第1刷
著者	井上 和
発行人	濵野 優
発行所	株式会社デンタルダイヤモンド社
	〒113-0033　東京都文京区本郷3-2-15　新興ビル
	電話 = 03-6801-5810 ㈹
	https://www.dental-diamond.co.jp/
	振替口座 = 00160-3-10768
印刷所	共立印刷株式会社

©Kazu INOUE, 2020

落丁、乱丁本はお取り替えいたします